スピリチュアルケアを学ぶ 2

スピリチュアルペインに向き合う

こころの安寧を求めて

窪寺俊之 編著

聖学院大学出版会

はじめに

この叢書の原稿を仕上げている最中に、東北地方太平洋沖地震、津波、そして福島第一原子力発電所事故という大災害が日本を襲いました。

二〇一一年三月十一日、午後二時四十六分、突然、建物が大きく揺れ始め、窓ガラスが音を立てて鳴り始めました。私の座っていた机の周りの本棚が大きく揺れて、棚の本が音を立てて床に落ち始めました。急いで部屋から廊下に飛び出して歩き始めてみると、足が定まらずふらつきました。階段にたどり着き、急いで一階に下りて出口から外に飛び出しました。数秒で収まると思った地震は、数分続きましたが、私自身にはその数倍に感じられました。その間、建物が崩壊して押しつぶされるのではないかという生命の危機感に襲われました。

その後、震源地が東北三陸沖であること、大津波が海岸の防波堤を越え、陸を襲って家屋田畑を押し流したこと、原子力発電所が事故を起こしたことを聞きました。あまりの被害の大きさに茫然とし、言葉を失いました。四方八方が瓦礫の山になっているのを見て、すべてを失ってしまったという悲しみが襲いました。

家や仕事場を全部失い、その上、家族や愛する人が亡くなった人の苦痛と怒りを思うと、心が引き裂かれる思いになります。避難所に暮らす高齢者の中に体力が尽きて旅立った人たちもいます。また、幼い子どもの中に両親を失った寂しさがありました。結婚したばかりの娘の写真を持って茫然とした老夫婦がいました。この被災から受けた心の傷の大きさははかり知れません。今、心の癒やしのため全国から応援が送られています。この心の傷の癒やしには国家的施策が長期的視点から求められることでしょう。

このような時期に、〈スピリチュアルケアを学ぶ〉シリーズの第二集『スピリチュアルペインに向き合う——こころの安寧を求めて』が出版されることの意義は大きいと思います。スピリチュアルケアは「魂へのケア」とも言い換えられるように、心の深みにある不安や畏《おそ》れ、「私の人生の目的は何か」、「私の負った苦しみの意味は何か」といった思いに苦しむ方々へのケアです。その意味でまさに今、求められているケアと言えるでしょう。

ここに納められたものは、聖学院大学大学院、聖学院大学総合研究所主催のスピリチュアルケア研究会講演会での講演をもとにしています。京都大学教授のカール・ベッカー先生は「医療が癒せない病——生老病死の日本的なスピリチュアル・ケア」と題してご講演くださいました。それは日本的視点からスピリチュアルケアの本質に迫ったものです。また、亀田総合病院の西野洋先生は「一臨床医のナラティブ」と題して、ご自分の体験をもとに医療の本質を述べてくださいました。それぞれの講演は、私たちが気づかなかった自分自身の根底にあるスピリチュアルなものを見いだすきっかけを与えてくれるものでした。

講演会には定員を上回る大勢の方の応募がありました。ご参加くださった方からは積極的質問も出され、活気のある質疑応答がなされました。この『スピリチュアルペインに向き合う——こころの安寧を求めて』がその時の雰囲気を再現し、スピリチュアルケアについての思索を深めることができれば幸いです。

このシリーズが、今回の東日本大震災、原発事故の未曾有の被害で苦しんでおられる方々、また、直接の被害は受けなかったけれども人生の苦難を共に担おうとする方の支えになることを切に望んでいます。

二〇一一年七月十日

窪寺　俊之

目次

第Ⅱ部

第Ⅰ部

医療が癒やせない病
――生老病死の日本的なスピリチュアルケア

カール・ベッカー

はじめに

タナカさんの往生から日本の往生伝の研究へ

私は三十七年前に日本に移住しました。その後ほとんど京都近辺に居住し、大学に勤めさせていただいております。日本に来た理由の一つは、今からもう四十年近く前、ハワイの病院で経験したことにかかわっています。病院では、白人、日系人、宗教も多様で、キリスト教徒、仏教徒、いろいろな方々が亡くなります。その中で、私は非常に潔く亡くなった日本人患者の方を看取らせてもらったことがありました。私はそのとき大学院生で、医学ではなくカウンセラーの勉強をしておりました。病院では患者さんの話、愚痴などを聞いたりするだけではなく、汚物を取ったり、体をふかせてもらったり、一緒にお茶を飲んだりということもしていました。

あるとき、ある年配の日本人の患者の方が――仮にタナカさんと呼びましょう――私に真剣な目つきで、「再来週の木曜日に、妻も、息子も、いつも見舞いに来ている友人も、みんなを病院に呼び寄せてほしい」と言われました。私はメモをしたものの、その日には何もしませんでした。ところが次の日にタナカさんにお会いしたときに、「みんなに言ってくれたかい」と聞くのです。「あっ、あの、再来週の木曜日のことですか」、「そうだよ。頼んだでしょう」と言われて、「わかりました」と。もうこれ以上とぼけるわけにいきません。

それで、奥様、お子様、友人などに連絡しました。その木曜日になりました。みんな朝にベッドを囲んで、ドーナツやらコーヒーやらを食べたり飲んだりしていました。そのときタナカさんはひとりひとりに語り掛けはじめました。奥様に対しては、「長年お世話になりました、いろいろと厄介をかけましたが、よくぞついてくれました、ありがとうございます」と。息子さんに対しては、「おまえのことはとても誇りに思うけれどもこの点だけは気をつけろよ、これだけはちょっと危ういと思うから」と。そのお嫁さんに対しては、「よくぞタナカ家に嫁に来てくれた、孫を頼む」と。友人には握手して、「釣りやらカラオケやらいろいろなことを一緒にした。一生の親友だった」と。

みんなにしかるべきお礼を伝えてから、「長いことお世話をかけた。お先に行くけん、向こうでお会いしましょう。後を頼む」と言って息を引き取られました。そんな死に方ができるのかと思ったのです。

伝えるべきことをみんなに伝え、人生を全うして、疑い一つなく、広島弁で「お先に行くけん。あっちで待っているから、向こうでお会いしましょう。後を頼む」と。私はご家族と一緒に看取らせてもらったのですが、一瞬目と耳を疑いました。こんなことができるのかと、非常に衝撃的でした。ふつう、死に臨んだときには、叫びながら死ぬ人、泣きながら死ぬ人、「死にとうない」と言う人など、さまざまな態度が示されます。それらの人々と比べて大変新鮮に感じました。そして、何がこれを可能にしたのだろうと考えてみました。

これは宗教ではないのです。何々教だからこれができたのではない。特別に何かの儀式があったわけでもない。しかし、深い心の信念、根底に信条のようなものがあったと思います。あとで調べてみると、その木曜日は彼にとって特別な意味があったようです。その日を目指して、死ぬ覚悟でずっと断食していたのです。その木曜日の朝、本人がそこまで弱っているとは私たちが感じられないほど、とても元気に「ありがとう」とか「気をつけろ」とか言っていました。今思えば、最後の力をやっと絞り出してお先に逝《い》ったのです。そこで私は、一つ、日本で勉強したいなと思う動機を得ました。

調べてみると、奈良朝、平安朝ぐらいから幕末までは、すべてのお寺ではありませんが、かなりの割合で日本の寺々が、その信者たち、門徒、檀家《だんか》がどういうかたちで亡くなっていくかということを「臨終記」というかたちで記録しています。それが僧侶の一つの役割だったのです。幕末までは僧侶と医師は同義語です。僧侶でなければ、漢文や漢方などを勉強する時間と機会がない。お寺の人だけがそこまでの漢文ができた。漢文ができるのであれば、ただ単にお経を読むだけでなく、同時に『黄《こう》帝内経《ていだいけい》』とか、いろいろな漢方に関する漢書を読み、それを役立てたいという思いがでる。自分の檀家の中で具合の悪い方がいれば、井戸端会議などでそれがわかるので、そこへ行って、今思えば科学的根拠は乏しいかもしれないけれど、漢方、鍼灸《しんきゅう》、あんま、入浴、カウンセリングなどで癒《い》やそうとした。しかし、やがてその人が倒れて亡くなると、同じ医師たる僧侶、僧侶たる医師がその人の看取りをし、枕経を唱え、引き続き家族の精神的なケアを続けていました。これが今日でいえば、「スピリチュアルケア」ということになると思いますが、日本の伝統の中にある「スピリチュアルケア」の非常によくできた例の一つです。

日本におけるスピリチュアルケアを勉強したいならば、一言で言うならば、山ほどある日本の往生伝のたぐいの文献が参考になります。インドや中国にもありますが、中国は日本人の与えた空襲でかなりなくしている。インドはかなり保存状態が悪いので、インドでも勉強できない。日本は正倉院の時代から幕末まで、活字もあって、和紙の保存状態もよくて、日本人がどのように末期を迎えたのか、どのように亡くなったのか、臨終の場で何を言い、何を聞き、何を行ったか、一千年にわたる歴史がわかります。私は、日本の往生伝を研究対象にして博士論文を書きました。

今日はその昔話ではなくて現代の話が中心になります。

■死を迎える前に

大蔵経の例え話

今日は、医療関係者、医師、看護師の方、また、親の介護とか親戚の介護とか、介護や看護を経験しておられる方、そしてキリスト教の教会関係の方がお集まりですね。キリスト教徒の方には次の話は耳新しいかと思います。お読みになっていなくても、『大正大蔵経《だいぞうきょう》』という本八八冊はご存じでしょう。仏教のバイブルに匹敵するのが大蔵経です。大蔵経の中に次のような話があります。

ごく普通の年配の方が亡くなられ、閻魔《えんま》大王のいる灼熱地獄で目覚めます。閻魔大王が「おまえ、どうして地獄にいるかわかるか」と聞くのです。

「いやあ、私はごく普通の農夫で、普通に家族を育て、普通に宗教行事に参加し、私がこんな地獄にいる理由なんて思いもつかない」

「おまえ、現世の間に三名の天の使いに会っていないか」

「天の使いですか。さっき申し上げたとおり、私は普通の凡夫、平民で、天の人などとつき合いはありませんよ。閻魔様」

「もっとはっきり言わんとわからんか。おまえは、老人、病人、死者を知らんか」
「いや、老人、病人、死者は至るところにいます。うちの村でも私はたくさんの病人を見て、たくさんの老人が周りにいて、また何人かは看取っている」
「おまえ、かれらはおまえに対する天の伝え手なのだ。メッセージを伝えていることに気づいていないから、おまえはここにいるのだ」

これは釈尊自身の生涯に基づいている説話です。釈尊は皆さんと一緒で、大変裕福で、十分に食べることができ、病気もろくにしない。楽な生活がずっと送れた王子様でした。しかし、その人が初めて、飢餓に苦しんでいる人、十分に食べられない人、あるいは病に苦しんでいる人、老に苦しんでいる人、死んでいくたくさんの人を生で目の前に見てショックを受けました。そのときに、まだ釈尊とも呼ばれないゴータマは無意識のうちに選択を迫られた。自分の屋敷に戻り、彼は、この人たちは苦しいかもしれない、年をとっているかもしれない、病気かもしれないけれど、まだ私の問題ではない、と考えようと思えば考えられたのですが、そうは考えなかったのです。

キリスト教では、「隣人を愛せよ」という命令がキリストの教えに続いて、あるいは教えの中に出てくるのですが、仏教はそれを大前提にしているのです。釈尊は自分のお屋敷を出る前に、他人の老と病と死と自分の老と病と死は切っても切れない関係にあるという、自他同一から出発しているのです。だから、愛せよなんていう次元ではなく、もうすでにその人の不幸が自分の不幸であり、その人の病が自分にとって痛みであるのです。それで、せっかく愛している美しい奥様や生まれたばかりの赤ちゃんなどと離れて、自分だけの救いや祈りではなくて、六道輪廻《りんね》からの解脱の方法を探ったということです。

大蔵経にあります例え話は、私たちも、人の不幸を見たりするとき、それが自分にとっても不幸であり、自分にとって生き方に関する警告でもあるということに気づかなければ、いずれ閻魔大王の地獄なのか、ルシファーの地獄なのかは知りませんが、地獄に行くことになる、人間として果たすべき道を十分に果たしていないという教えなのです。

人生観の再構築の必要

「スピリチュアルケア」のスピリチュアルという言葉の定義が最初から必要になってきます。まず、スピリチュアルというと「精神」ということになります。私は、京都大学の「こころの未来研究センター」というところで、例えば看護師の燃え尽き症候群とか、がん患者の精神支援、遺族の支援などを研究しています。同時に、自殺したい京都大学の学生、あるいは、夫の死をなかなか受け入れられない未亡人のカウンセリングなどを引き受けます。その困っているクライエントと会っているときに、最初の数分の間に大事な判別をしなければいけないのです。

その人のうつ状態の原因、あるいは精神的にダウンしている原因が、例えば脳内分泌物質、ホルモン不足からであるかどうか。うつ、統合失調症、神経症など精神病は神経に起因する病で、例えば薬品や精神分析などで治せます。しかし、悩んでいる、うつ症状を呈している方が身体（からだ）に何か問題を抱えている場合、いくらその人の話を聞いても治りません。それは身体が悪いからなので、身体を治さなければいけないのです。うつに対しては、最近、セロトニン、ビオプテリンとか、すごくいい薬ができています。

他方、スピリチュアルケアが扱うスピリチュアルペインは実存的な悩みです。場合によって、その実存的な悩みが統合失調症とか精神症に及ぶこともありますが、むしろそこに人生観の再確認や再構築が必要です。例えば悲嘆の問題があります。親に死なれた、彼氏に死なれた、息子に死なれたという場合に、むしろ精神的にダウンしないほうがおかしいのです。人に死なれてダウンした場合に、薬だけで脳内分泌を高めたところで、悲嘆の根本原因を治していない。その人こそが話すことを期待しているわけで、その話を通じて初めて自分の人生観を再構築できるかもしれません。世界観崩壊とか意味への問いということなのです。

今日はスピリチュアルケアについての講演会ですので、医学、薬理などは取り上げません。この実存的な悩みを中心に一緒に考えてみたいと思います。

自分もまた加害者

人生というのは不公平ですよね。例えば自分より他の人は、速く、賢く、強く、きれいに見えることがあります。人がうまくいくのに、なぜ自分はうまくいかないのか。自分は頑張っても報われないのに、なぜ頑張らない人が報われるのか。必死に集めた財産がなぜ天災、詐欺、病気などで奪われてしまうのか、などなど例を挙げるのに苦労しません。そういう意味では不公平ですよね。このことがわからない人はまだ幼稚です。しかし、考えてみれば加害者的な側面もあるのです。これは仏教的なのですが、生き残るためには、生きようとしている私たちと同じように生きようとしている動植物を、傷めつけて殺して食わねばならない。だから、物を食べるたびに、申し訳ない、自分が加害をこの地球に与えている、と謝らなければならない。フードマイレージ〔食糧の輸送に伴い排出される二酸化炭素が、地球環境に与える負荷に着目し、食料の輸送量と輸送距離を定量的に把握することを目的とした指標〕の問題もあります。

また、会社などに勤め、仕事をするときにも、競争し合って、資源や資本などを奪い合っているわけです。欲求を満たすために自然を破壊して、途上国の労働者を奴隷同然に使い捨てています。例えば皆さんは今日コーヒーを飲みましたか。砂糖を食べましたか。砂糖は知らず知らずのうちにみんな摂取しています。

私はハワイという砂糖やコーヒーがとれるところから来た者ですが、今ハワイでは砂糖もコーヒーもほとんどつくれません。なぜならば、日本と同じで、最低賃金が一時間何百円もかかるからです。

人に毎時間何百円も払っていたのでは、飲みたいコーヒーや砂糖は皆さんの払いたい金額では買えません。一日一〇円、二〇円という賃金で勤めてくれるブラジルのはだしのティーンエージャー、フィリピンのティーンエージャーなどに奴隷同然の生活を強いて、彼らから私たちがコーヒー、砂糖などを搾り取っているわけです。

もちろん公正な取引（フェアトレード）は存在します。私たちはなるべく公正な取引であるほうがいいと思うのですが、そうすると値段が三倍になります。三倍は払っていられないという日本人は、奴隷の主人として、現地労働者を短命の運命に押しやります。砂糖やコーヒーを無事に日本まで運ぶために、日本やアメリカでは許されないような殺虫剤やポストハーベスト〔収穫後の農産物に使用する殺菌剤〕など、いろいろな毒物質をばらまいています。その副作用で現地労働者は平均三〇歳で亡くなっています。

金、銀などの発掘もしかりです。アフリカの黒人たちはまさに、日本人やアメリカ人たちのために貴金属を地中深くから掘り上げて産出していますが、そのかわりに、自分の人生を三十代で終わらせています。

目の前の奴隷だったら、釈尊でなくてもその痛みを少しは感じられますが、私たち「文明化された」というかぎ括弧つきの人間が、その痛みを目に見えないところに押しやって、人間に対しても地球に対しても害を加え続けております。私は皆さんを責めているつもりは毛頭ございません。私を含めて私たちがやっていることです。しかし、それを知っていれば、人生は楽しいなんて言っていられません。数々の人の犠牲の上に立って、彼らを踏みつぶして、楽しいと言っていられるでしょうか。「人生は申し訳ない」というのが仏教の立場です。「もったいない」という立場です。

無我になり、地球にも人にも動植物にもこれ以上害を与えたくない。しかし、身体や人生があるがゆえに消えることすらできない。消えることができない、存在しているがゆえに、害をもたらす。特に日本、アメリカなど、大量の原発廃棄物とか大量のＮＯx、ＳＯx、ＣＯ2などを出す国は、全地球に対して害です。それが仏教の見方です。数十年前までは、すべての日本人が当たり前にわかっていたことです。自分の生活の糧を得る文化と、奴隷同然に働く人を別のところに追いやる文化の差でもあります。

生《しょう》老病死と伝統の智恵

しかし、私たちにも不幸がやってきます。生老病死、悉皆是苦也〔ことごとくみなこれ苦なり〕。「苦」と日本語で書くのですが、これは梵語の「duhkha（ドゥッカ）」の訳語で、苦しい、痛いという意味ではありません。漢語で「苦」を訳した言葉は、実は「思うようにいかない」という意味なのです。そう考えると、老病死が苦しいだけではなく、生きることだって思うようにいかない。いくら元気でも思うようなバスには乗れず、思うようなときに連絡をとりたい人と連絡がとれなかったり、思い出そうとしても思うように思い出せなかったり、人生は思うようにいかないことばかり、ということです。

老の不幸。覚えているつもりでも物事が思い出せない。時間が早くたってしまって、生産性が低くなります。友人は先に亡くなり、親友はなかなかあらわれない。五感は鈍くなり、内臓は痛くなり、体も頭脳も思うように働いてくれない。去年までできていたことが今年はできなくなります。わかりますよね。しかし、だれもが年をとりたくてとっているわけではありません。これが老の思うようにいかない苦しみです。

病の不幸。痛みは身体を守るためにあるという医学説はあります。例えばオーブンからグラタンの非常に熱いなべを出すとき、使ったぞうきんが薄過ぎてやけどをします。そのやけどによって、熱いものを持つときは、薄いぞうきんではだめだとわかります。痛みは教訓で終わればいいのです。しかし、一週間後も二週間後もやけどをした指がまだ痛い。その後遺症の痛みは何の役にも立ちません。

偏頭痛（片頭痛）、後遺症、虫垂炎、疼痛《とうつう》、特にがんに伴う疼痛など、従来は病の意味を学ぶことも大事でした。風邪などで寝込んだとします。寝込んでいるときに、なぜ私がこのように病気になったのか、だれでも自問自答しますよね。自問自答した場合、やはり生活が崩れていたのと違うか、食事のバランスが悪かったのかとか、夜ふかしが過ぎた、もしかしたら心の中で何か変なことをずっと気にしていたからか、とか考えます。そこで、その病気を治すだけではなく、その病から何かを学びとるという可能性があります。心と体のリズムを整えて、生活を改めて二度とこのような風邪をひかないようにしようと。

ところが、薬だけで症状を抑えて、せっかく病気をしているのに何も学びとれない愚か者もいます。もったいないじゃありませんか。体と呼ぶべきか、天と呼ぶべきか、自然があなたに対して何かを伝えようとしているのに、それを忘れようとすることはもったいないです。

死も不幸ですね。老少不定《ふじょう》、才子多病、佳人薄命というように、いつだれが死ぬかわかりません。いい人が早く死んだり、悪者が生き残ったり。生と死には何の意味があるんだろうか。生と死の意味の探求や不条理の説明はもとより宗教が取り組んだ領域です。心の悩みを共感して話し合う、代々の知恵の療法を伝達する、行事・儀式で悩みにかたちを与える、目に見えない力の働きや目に見えないつながりを美術、音楽で表現する、また祈禱《きとう》や瞑想《めいそう》などで心を落ち着かせる。これらのことは、かたちは異なるとしても、世界中のさまざまな宗教にあったと思うのです。

ところが、日本には宗教がほぼなくなったと言われます。歴史的には、キリスト教には踏み絵、仏教には重なる廃仏毀釈《きしゃく》、神道には敗戦後の不信感、最近では、オウムだの法の華だのいろいろな違法行為を犯す新興宗教などが登場しました。すると、宗教のすべてが悪いわけではないのに、宗教のすべてが批判される対象となり、「宗教」という言葉を聞いただけでも聞く耳を持たなくなる人が多い。その事態そのものを私たちは変えられません。そこに置かれている私たちですから、「宗教」という言葉を使わずとも、その知恵をいかに発掘できるかが一つの課題と思われます。

■死に対する準備不足への忠告

一番宗教の知恵が問われることは、死の迎え方です。もし私がここで「だれもが生きたままこの部屋を出られません」と宣言したら、慌てる人、目を丸くする人、怖がる人が出てきます。そこで約束します。だれも生きたままこの地球を出られません。このように宣言しても同じです。だれもが例外なく、死ぬということは、紛れもない事実ですから。それならば、次のように問い方を変えてみましょう。「死ぬまでにどのような準備が必要なのか」。

さっきのタナカさんという広島出身のハワイの人の話を考えると、あのように人生を見事に全うされて他界するためには何が必要なのでしょうか？　どのような準備が必要なのでしょうか？　ところで私が看取る日本人ほとんどが準備不足です。例えば亡くなる前に、貯金、生命保険、医療保険、介護保険などについて、十分に家族や近親者と話し合う必要があります。長年保険金を払ってきたので、その保険を使って病院のもっといい個室を利用できたのに、どのような保険に入っているか親族が聞いていなかったために、使わなかったというケースもあります。あるいは逆に、知らず知らずのうちに次世代に大変な借金を背負わせている患者も少なくありません。きちんと自分の財産、自分の希望、どういう保険契約があるかなど全部を親族に話して、みんなが理解する必要があります。ところが、死を怖がっていたのでは、こういう話にはなかなか至りません。

告知と別れへの備え

もし遠からず亡くなるだろうという状態ならば、いつ謝辞を述べ、いつ礼状を出し、いつ仲直りするか、などの時期も重要ですね。日本では、患者本人に例えばがんであることを告知しないではないかという声もありますが、日本的告知をしているのですね。ですから、ほとんどすべての患者は自分の死期をある程度わかっているのです。その日本的告知のやり方は次のとおりです。

「先生教えておくれよ。髪の毛が抜けるわ、むかつくわ、もう何も食べておらへん。わしはもう長くないんでしょう。教えて」

「いや、そんな弱いこと言うなよ。もう少し頑張ったらちゃんと退院できるよ」

この医師の言葉から、患者は二つのことが一発でわかります。

一つは、やっぱり私は死ぬ、二つ目は、死については語ってはいけない、ということです。社会がそれを強いているものですから、患者はますます孤独になり、ますます悩むのです。ですから、私などに「ベッカーはん、われは遠からず死ぬで。わかってる。先生がちゃんと目つきで教えてくれた。先生には話せへんけど、死ぬ者はどうしたらええ」と言います。

私みたいな者が、人生の先輩のどうしたらよいかという問いにとても答えられる立場ではないのですが、もしもこれが最後だとすれば、聞きっぱなしにしておくことはできません。そこで「最後に完成したい何かがありませんか？　連絡とりたい人はいませんか？　お礼やおわびを言いたい人はおりませんか？」と聞きます。大体その場では「いやあ別に……」とお茶を濁すのですが、次に行くと、「先生、先日お礼とかおわびの話をしたよね。もし私が本当に死んだったら、実はこの人にもあの人にもいろいろなことを伝えたい」と言います。私たちはボランティアあるいはヘルパーとして、どのようにしたらその願いをかなえてあげられるか、さまざまに考えることができます。例えばその患者の声をカセットテープに録音して、テープをみんなに送るとか、ですね。相手の住所や電話番号などを調べてあげて、電話や郵便で連絡をとることができます。

身辺整理——人とのつながりの理解へ

身辺整理がしたいという願望が今多くの日本の患者にあります。準備もせずに即入院という患者は少なくありません。その入院が長引いて、抗がん剤による治療を繰り返している中で、なかなか自宅には帰れない。でも、身辺整理がしたいという希望があれば、私たち一般ボランティアでもこれを手伝うことができます。デジタルカメラのおかげです。例えばデジカメを持ってその人の書斎、寝室などに行って、そこにある物の写真をパチパチ撮ります。そして、そのカメラやメモリチップを病室に持っていって、ノートパソコンやテレビに差し込んで映し出す。そして、例えばこの時計をどうしますか、この絵をどうしますか、この本をどうしますか、と聞いてあげる。

そうすると、あの時計は孫が好きで遊んだものだから、孫にあげよう、あの絵をかいてくれた人は親友で、お礼を込めて彼に返してくれ、この日記はだれにも見せないで焼却しろ、と。私たちが「わかりました。孫に時計、画家に絵、焼却炉に日記」などと言うと、すごく気持ちがせいせいして納得できるんですね。難しいことではないのですが、身辺整理の手伝いをするかしないかで患者の心のあり方がずいぶん違います。

ましてや形見。今私の世代では、同僚や知人の親が次々と亡くなっていきます。しょっちゅう葬儀があります。葬儀のあとで彼らの家を訪ねたときに、何か形見をと言われます。でも、とんでもないですよね。どんな形見をもらったって、それは延々とうわさのもとになる。「あのときにあの人があれをとった、何様だと思っているんだ」、「あのときにあれしかもらわなかった、これが欲しかった」とか、もう本当に困ってしまいます。

本人が亡くなる前に、人に譲りたいものはないのかと聞くと、患者はとっさに思いつかないということもあるのでしょうが、大体「別に」と言います。そこで「音楽聞きませんか」と尋ねると、クラシックだろうが、カラオケだろうが、だれもが音楽を聞きます。どの日本人でもテープやらCDやら何かを持っています。「もしそのテープやCDが要らなくなったときに、だれにあげれば一番喜ぶ?」と聞くと、ああ、そういうことか、それならCDをこの親友にと言いだします。そのCDの市場価値は一枚一〇〇円もないかもしれません。しかし、その親友と一緒にあのコンサートに行ったときのことを思い出す。市場価値ではなく、切っても切れない付加価値があるのですね。

あるいは、お金は大したことないと言っていたとしても、「もしも全部片づいて少し余ったらだれにあげると喜ばれる?」と聞くと、あるおばあちゃんは、一〇万でもいいから花の会にあげると。全部葬儀をすまして片づいてから、一〇万円を〇〇流の花の会にあげると、まるで注射器で激励をもらったように、「そうか、我々の会は価値があったんだ、我々はこれを受けてもっとあちらこちらにお花を飾ろうではないか、そのおばあちゃんの記念にもっと活動しよう」ということになります。

物が重要ではないんです。その人のほかの人々とのつながりです。私は身辺整理とか形見分けではなくて、物を通じた人と人のつながりの重要性を理解してもらいたいのです。

病院で寝たきりになっていると、だれも長いこと見舞いに来てくれないし、おれは見捨てられたという気持ちになる患者は少なくないです。孤独な気持ちを持った患者に、要らないものをだれにあげれば喜ばれるかと聞くと、このCDを通してある友人の顔が見える、この絵を通して別の友人の顔が見える、時計を通して孫の顔が見える、自分はこれだけ多くの人々に支えられてきたんだという人に対する感謝、ありがたみの念がわいてくるわけです。ただ単に死を前にして身辺整理をというだけでなく、人とのつながり、精神的な、スピリチュアルな側面が裏に根差しているのです。

リビング・ウィル

リビング・ウィルは皆さんご存じですね。書いている人、挙手願えますか。――三名、四名いらっしゃいますね。あなたは、病院でのどを切開されて呼吸器をつけられ、数々の機械をつけられて死ぬ運命にあります。あなたが体を刻まれてチューブづけになって死にたいならば、おめでとうございます。準備ができています。自分はそのような死に方はしたくない、チューブや体の切開はご免というならば、残念です。準備ができていないということです。その準備が、尊厳死宣言、生前の意思表明、リビング・ウィルになります。

法律が臓器移植を支えるようにどんどん改正されています。ところが、私が調査する多くの日本人は、皆さんもそうみたいですが、それを知らないし、準備をしていない。ほとんどの日本人は心の中で、さっきのタナカさんみたいに、自然に、五体満足に、切られずに他界したい。しかし、法律上それはきわめて困難で、なかなか許されるものではないのです。そうなりたいならば手続きが必要です。自然に死ぬための手続きがリビング・ウィル、尊厳死宣言です。

どこの都市にも尊厳死協会があります。本部は東京大学の近くの本郷にあります。誤解のないように申し上げますが、安楽死容認の話では全然ありません。あくまでも不可逆、つまりもう戻る見込みがないと複数の医師が決めたときに、それでも死に対して最期まで機械の力を借りて闘いたいのか、それともその時点でとりあえずこれまでの人生を認めて、尊厳ある人生を全うするか、それが日本人の選択に委ねられています。もはやこれまでどおりという時代ではない。一人一人が選択する、選択しなければならない時代になっています。それなのに、死をどのように迎えるのかという教育は学校等ではしていないのです。

代理決定人

代理決定人もそうです。遺族が二分されてしまって永久に戦い合う原因の一つは、末期医療の代理決定人が決まっていないからです。老人があるときに意識を失います。その老人に対してどの医療が必要なのか、医師も看護師も家族も戸惑いを覚えます。端的に言うと、家族の一派が、何でもいいからとにかく延命させてという気持ちを持っている。他方の家族は、親はもう九〇だし、すばらしい人生を営んできたから、治療はほどほどにして楽にしてあげよう、変な治療は今さら試みることはないでしょうと。どちらをとっても、反対派から見れば、あのときにあんたがああ言ったからと、家族の大きなすき間、隔たり、論争などになりやすいのです。それを避ける唯一の方法が、事前に代理決定人を決めることです。

例えば患者の弟でもいいし、息子でも娘でもいいし、親友でもいい。もし自分の意思が示せない事態になったら、すべての医療決定をこの人に委ねます、お願いします、と決めておくのです。頼まれている人も家族も周囲もそれを事前に了承します。そうすると、医療が非常に楽なのです。医師も、看護師も、家族も、この人が患者に頼まれて代理決定人になっているとはっきりしているので、「〇〇さん、どうしましょう」、「私はさんざん彼と話したんだけども、もしもこういった場合にはこうしてほしいと何度もおっしゃっているから、このようにしましょう」と相談できる。家族もみんな内心、自分が決めなくていい、よかったと思って安心できます。これは日本でも可能です。いや、可能どころか必要になってきているのです。医療技術がどんどん先走りして、それに応じてみんなが事前にこの代理決定人を決めていないから、家族が二分されてしまうことが起きるのです。

身体はだれのものか

あと一カ月と六日で七月十七日になります。七月十七日は何を意味するかご存じですか。自分の臓器が国家のものになります。皆さんがうなずいた臓器移植法改正A案（二〇〇六年三月三十一日第一六四国会衆法第一四号「臓器の移植に関する法律の一部を改正する法律案」）の施行の日ですね。反対がない限り、あなたの臓器が国のものとなります。えっ、知らなかった？　あれだけ報道されているのに。この法律はまったく日本人の心に合っていない。フランスをまねてつくった法律です。しかし、法律ができているから、私たちが納得しないからといって国会はそれを撤回するわけではない。要は、脳波停止で反応できない体となって、だが心臓がまだ動いている場合、周囲の反対がない限り、政府といっても医師ですが、医師はあなたのドクドク動いている心臓を摘出する権利があります。

あと一週間、楽しいです。どういう裁判になるか、今から私は様子を見ているんですが、今度は反対がデフォルトモード（標準設定）になる。それまでは、自分が「あげます」と言わない限り自分の臓器です。しかしこの法律が施行された後は、「あげない」と言わない限り、政府のものです。その法律の賛否両論をここで取り上げるつもりは毛頭ありません。この事態がもうきている。ですから、皆さんがどのように自分の臓器を守るか考えておいたほうがよいですよというアドバイスです。

このように、技術のみならず、法律もどんどん西洋化しているのに、日本人はそれに気づいてもいない、予測してもいない。死ぬ準備がとてもできていないのです。臓器摘出や献体などがしたいなら、どんどんこういうエスカレーターに乗りますけれども、まだちょっと心臓が動いているときには切られたくないというならば、反対の意思を示さないと、動きながら切られます。その可能性が大いにあります。どの医師が初めてそのメスを入れるか、大変注目を浴びるときなのですが……。

葬儀

葬儀。しょっちゅう葬儀に行っていると味気ないですね。はい、白い菊の献花の時間です、はい、お経の時間です、はい、焼香の時間です、はい、喪主の言葉、お疲れさま、次の組。そこでは亡き故人のことがまったく感じられませんよね。自分が亡くなったときには、あの白い菊よりはコスモス、アジサイ、自分の育てた好きな花を飾って欲しいという希望があるはずです。お経でもいいのだけれども、井上陽水の曲を流して欲しい。紛争時代をすごした自分だったから「いちご白書」のほうがいいという人もいるかもしれません。そして、縁の黒い年とった写真ではなくて、あの旅行のときの写真のほうがいいという要望もあります。コスモス、アジサイ、井上陽水、「いちご白書」、あるいはあのときの写真を飾って初めてその人の味が出ます。自分の葬儀に自分の味をつけたいなら、だれが一番自分にとって大事なものを決められるか、それは亡くなる前の自分です。

亡くなる方のお手伝いをする時点で何がいいか、私たちは言えないんです。そんなことは考えたくないという人だったら、「いいです。通常どおりやります」となります。しかし、「あなたの最後の出番です。もし何か希望があれば出してもらえませんか」と言うと、そのうち、「こんなことがカッコいいんちゃう?」とか、「これは私にとって大事だ」とかさまざまな要望がでてきます。仏間などに行くと、縁の黒い写真とともにスケッチをいっぱい飾っておられることがありますね。私たちは、今から準備するならそれ以上のことができるんです。

昔は、人が亡くなろうとするときに、親戚、身内を呼び寄せて、タナカさんのように、「ありがとう」とか「気をつけろ」とか言えたのですが、自分の身内が北海道にいる、鹿児島だ、下手をすると外国にいるという場合に、何回も病院に呼び寄せるわけにはまいりません。そんなときにできることは、みんなに伝えたいことをビデオに撮っておくことです。「もし伝えるなら何を伝える?」とおばあちゃんに聞く。すると、おばあちゃんが、あの関東大震災、そして空襲の時代、焼け野原の時代、苦労した五〇〜六〇年代、そして初めてのテレビ、息子が初めて大学に行ったとか、自分の人生を振り返ります。このストーリーはどこにもない、自分の家だけのストーリーです。

録画の朝、ベッドに寝込んだおばあちゃんが上半身だけでもしっかりと着飾って、厚化粧して、必死にマイクやビデオに向かって、三〇分も四〇分も自分のライフストーリーを語った。その翌日往生する例もあります。そのビデオはどこにもない、自分の家だけのもので、生まれていないひ孫にとっても、おばあちゃまはこれだけの苦労をして、我々の土地と家屋と家訓を守ってきたんだということを伝えられます。つまり、私たち一般人、何も医療従事者でなくても、在宅でも、病院でも、このたくさんの項目を手伝うことができるのです。そうすると準備不足から解放されます。

遺族のスピリチュアルな悩み

「なぜ死ななければならないのか」という問い

末期患者ほど孤独な人はいません。私たちが下手に元気を出せと励ましても、微妙に距離感だけが感じられます。病名は言ってくれないけれども、お互いに芝居をやり出した時点でますます孤独になります。一人でこの一人旅の旅立ちを用意せねばならなくなります。患者よりも遺族がさらに悲惨なときがあります。前もって鎮痛剤などを相談すれば、患者の身体的な痛みは取り除けます。しかし、患者のスピリチュアルな悩みが黙殺される傾向にあるばかりか、遺族こそが精神的、実存的な悩みを感じています。その悲嘆が治らないと、後々、うつ、病気、精神異常、自殺、突然死など、昔、たたりと言ったものに及びやすいのです。

ここで、ちょっと哲学的あるいは宗教的な話をすることを許していただきたいと思います。
遺族が「一体なぜ死ななければならないのか」と叫びたくなるときがあります。未亡人などが、主人はなぜ死なねばならなかったのか、とベッカー研究室に相談に見えます。この問いを理解するのに三種類の説があります。原因説、神様の思《おぼ》し召し、そして因果応報。

原因説。例えば、病気は病原菌などによる、事故は、起こした人が悪い、地震は場所や耐震工事が悪かった、というような原因説が考えられます。確かに原因を究明することは再発防止によい対策かもしれない。ところが、「なぜ死なねばならなかったのか」という疑問に満足に答えられるでしょうか。未亡人がベッカー研究室にやってくるときに、「主人はなぜ死んだのか」とは聞きません。相手の運転手が酒気を帯びて、ちょっと反応が遅くて、前方不注意でご主人をはね飛ばした。でも、そんなことは嫌になるほど警察や周囲から聞かされているんです。原因が知りたいわけではないんです。「死ななければならないのか」と聞いている裏には、もっと大きな必然性がありはしないか、その大きな必然性がわかれば初めて納得できるかもしれない。より大きな意味、大きな必然性がなければ、ただ単に偶然に飲酒運転ではね飛ばされたというだけでは、未亡人が知りたい「なぜ」には答えていないのです。

神様の思し召し。哲学的に言い換えれば、人知不可知論ということです。つまり、神様はわかっているかもしれない。我々には原因は知り得ないけれども、何か大きな必然というものがあるかもしれない。神様の思し召しであれば、この死は、人類に対する罰である、このように信じる人はそれで納得するかもしれない。主人は罪人だから飲酒運転の車にはね飛ばされて罰を受けた、私も遠からず死ぬのだから、私の死も罰だという理解もできます。ユダヤ人は特にそういう理解をします。

ところが、天につばを吐くというか、神様をののしる人もあらわれます。神様が主人を呼んだのかもしれないけれども、なぜ若い主人を神様が呼ばなければいけないのか理解できない、納得できない。

私たち人間の理解の領域から別の理解できない領域に問題を置き換えることで、考えることを放棄します。人間には知り得ない、神様だけがわかっている。それを信じられればいいのですが、信じられなかったら何の解決にもなりません。

仏教には因果応報説があります。過去に、この人生、もしかしたら前世で、我々が別の人間や動物だったときに、我々自身が人間や動物の命を奪った。動物や人間の命を奪っている因縁、業、カルマがはね返ってきている。もちろん、ご存じのとおり、瞑想や退行催眠などによって自分の前世を知ることができますし、それによって確認がとれます。しかし、結果的にこの発想が、悪者探しではなくて、自分が周囲に与えた痛みを再認識することにつながります。自分の運命が気の毒だというのではなくて、申し訳ない、これまで私もいろいろな人の痛みを十分に理解してあげずにやってきたのだと。

論理的に考えると、キリスト教説では一回きりの人生です。だから、大事にしなければということもわかるのですが、神の目から見れば、八十年であろうと九十年であろうと、永遠のうちの一点の時間でしかない。その一点の時間たる人生のうちに、一つ、二つ、いくつかの罪、犯罪、悪いことを犯したとします。その時間限定の行為に対して、キリスト教では永遠の地獄に至る。あるいは運よくイエス様を知り、それを信じる人は永遠の天国を得る。でも、天秤的に考えると、限定された有限な時間で犯したちょっとの罪に対して永遠の地獄、また限定的な信仰に対して永遠の幸福が与えられるというのも、ちょっと不公平というか、論理に合わないと多くの哲学者が理解しています。

答え切れない問いに対して

なぜ死ななければならなかったのかという疑問に答えることができるかどうかが問題です。そこで答え切れないときにはどう消化するか。三種類の答えが考えられます。一つは思い出にくれる、執着する、二つ目は思い出を切り捨てる、忘れる、三つ目は関係性を再構築する、です。それぞれを考えてみましょう。

執着する

まず第一に、いとしき亡き夫、子ども、友人を永久に悲しむこと、名残惜しむことが自分の存在理由になる人がいます。えひめ丸事件を覚えておられますか。ハワイ沖でアメリカ海軍の潜水艦が愛媛県の水産高等学校の練習船「えひめ丸」にぶつかり、沈没させた事件です。このとき高校生など十名近くの方が亡くなりました。その中で、気の毒にも自分の息子を亡くした一人のご婦人が、いまだに彼の部屋をそのままにし、彼のためにお料理をつくっていると報道されました。いまだに思い出にくれ、亡くなった息子に執着しているのですね。人生が立ち止まってしまう。自分ほど気の毒なお母さんは存在しませんというのは、何か自己中心的ですよね。

仏典にある有名な話ですが、結婚したばかりの二十歳くらいの美しい女性が、生まれたばかりの赤ちゃんを亡くしたのです。そして、釈尊の足元にその遺体を持っていったのです。イエス様のように、釈尊の足元に持っていけば復活させてくれるだろうと期待して、釈尊に頭を下げて頼んだのです。釈尊は優しい笑顔で、「心得ました、復活させましょう。そのために、村に戻って一つまみの香辛料を持ってきなさい」と命じます。当時はお金を使っている時代ではなくて、お互いに香辛料を貸し合う慣習が定着していたので、どこの家でも香辛料を貸し合ったりできる。そのときに、その家でだれも亡くなっていないことを確認してもらってきなさいと釈尊は言うのです。

キサ・ゴータミという名前のお嬢様だったのですが、釈尊のことばを聞いて大喜びで村に戻ります。

「ちょっと香辛料を貸してくれませんか？」

「もちろん、どれくらい」。

「ちなみに、おたくは死んだ人はいないですよね」と聞くと、

「いや、知っているはずだけども、おととし父さんが亡くなりました」。

「あっ、失礼しました。香辛料はいいです」。

次の家へ行って、香辛料を貸してくれないかと言うと、

「もちろん。どれぐらい」。

「ちなみに、おたくでは人が亡くなったことはないですね」。

「いや、いとこが亡くなった」。

百軒回ったら、百軒とも人を亡くしていない家はない。

このキサ・ゴータミという女性は釈尊の足元に戻り、髪を剃《そ》って弟子にしてくれと頼みます。一時

的に復活しても、究極的な解決にはなりません。だれにもこの痛みがいつかはやってくる。自分自身が世界一悲しい人だと思って、この赤ちゃんを復活してもらおうと思って釈尊のもとにきたのだけれども、死はだれにもやってくることだと悟った、という話です。[1]

忘れる

今から百年前のウィーンに、精神科医の親と言われるフロイトという人がいました。この人は、先ほどのお母さんのような人、つまり自分ひとりだけが不幸だと悲しむ自己中心的な患者をたくさん診ているのです。それを病人とみなし、早く忘れることをよしとして、乗り越えられないことを病的ととらえ、薬物やカウンセリングによってこれを癒やそうと考えたのです。忘れたくない人も大勢いるのですが……。フロイトが今日でいうカウンセリングの方法を取り入れて治療を始めた直後に、第一次世界大戦が起こります。その大戦が終結して二十年もたたないうちに、第二次世界大戦が起こりました。ヨーロッパで一千万人もの死者が出るような戦争が繰り返される。もちろん、日本の空襲は大変だったんです。アメリカ人からすれば申し訳ない空襲だったんです。しかし、日本全体が戦場になったことはない。それに対して、ヨーロッパでは多くの都市が戦場になっているのです。目の前で人が戦い、殺し合っているわけです。

ヨーロッパでは、しばらくの間このフロイトの教えが受け入れられます。そんなつらいことは考えたくない。シベリア、フィリピンなどから帰ってきた日本兵が、その経験を語りたくないのと一緒で、つら過ぎるので、この経験は黙殺しようという動きもありました。

ところが、そのむごい戦争から離れるにつれて、死はそう簡単に忘れられるものではないことがわかってきます。そこで、一生のつながりを大事にするコンティニュイングボンズ（Continuing Bonds）理論が登場しました。コンティニュイングは「続く」という意味、ボンズは、日本語でボンドは接着剤という意味ですが、ここでは「つながり」「きずな」という意味で、反フロイト的な解釈が反映しています。大事な人を忘れるわけではないのですが、故人のことを永久にこだわらなくても、それによって彼を裏切ることになるとは限らない。お仏壇などを通して、亡くなった方を時々思い起こすことができる。このような先祖の知恵を拝借できることは、このコンティニュイングボンズ理論を発表しているデニス・クラス（Dennis Klass）先生の発見です。

今から二十数年前、クラス先生の二十代の息子さんがこの埼玉の近くの会社に勤めていました。クラス先生は宗教学者兼精神科医として日本にやってきて、息子の職場だけではなく、幾人かの日本人の家を訪ねました。そこでお仏壇を見て、お仏壇は一体何なのかと聞くと、ある人は家を出るときに「行ってきます」、帰ってきたときに、先祖に対して「ただいま」と呼びかける対象なのだと答えた。我々の土地、我々の財産、我々の家をずっと大事にして伝えてきたのは、まさしくここに祭られている方々です、だから挨拶をするのです、と。

クラス先生が「彼らに対して祈っているのか」と言うと、「いや、祈りじゃないんです。コミュニケーションです」と。例えば今日は大変な面接が待っている、気難しい患者が待っている、何かがある、父さん、母さん、見守ってね、どうしたらいいと心の中で質問をして、そして静かに聞けば、「大丈夫だ。見守る。そのかわりこれだけ気をつけろ」というような親の声がする。内なる声です。クラス先生は、「すばらしい、これによってこそ代々の知恵が我々の人生を通じて生かされるんじゃないか」と考えました。

親が死んだことを忘れろとなると、親の知恵をもう二度と心で聞かなくなるおそれがある。しかし、親があたかもそこにいるように素直に拝んで心の中で気持ちが通うと、親の知恵を自分の面接、自分の患者、自分の接待に生かせます。さすが日本人だとクラス先生は考え、このアイデアがコンティニュイングボンズ理論につながります。

新しい関係性をつくる

大事な人を忘れることはないと思いますが、悲嘆にくれなくなることは故人を忘れたということではありません。忘れずに新しい関係性をつくることです。日本人は、場合によっては、位牌とか仏壇とか墓碑などを通して、故人と深い関係を保ちながら前向きに残りの人生を歩むことができていたんです。

現代ではどのように関係を保つことができるでしょうか？　例えば携帯電話ではどうでしょうか。今私たちがなかなか会えない友人と、それでもメールや携帯で連絡をとれますよね。なかなか顔が見えないのに連絡をつけられます。あるとき、彼が今生《こんじょう》からあのお浄土に引っ越すとします。お浄土まではＮＴＴは契約は結んでいないので、携帯は通じません。しかし、いわば心の中の携帯で彼と話ができる。それは病気どころか、非常に賢い、尊い知恵に満ちあふれたつながりのあり方だとクラス先生が言うのです。

ちなみに、二〇〇五年に、こういう理論を唱えるクラス先生を日本にお招きし、京都大学で講演をしていただきました。クラス先生の理論をまとめた書籍がカール・ベッカー編著（山本佳代子訳）『愛する者の死とどう向き合うか』（晃洋書房、二〇〇九）で、クラス先生がこの理論を発表したときに欧米で絶賛されました。亡くなった人を忘れる必要はない。日本人はうらやましい。なぜならば、日本人はすでに仏壇がある。親の墓を知っている。そして、それを定期的に訪れる、拝む慣習がある、うらやましいという声が上がります。

クラス先生はもともとユダヤ系ですが、ユダヤ系であろうが、キリスト教であろうが、あなたもあなたなりの親に対する祭壇をつくったらいいということです。別に何々教という問題ではなく、その人の好きな写真だの、食べ物だの、飲み物だの、記念品など、思い出させてくれるものを何か供えて、そして心の中で親と相談することは、アメリカ人だろうが日本人だろうができるでしょう。それでも日本人はよくできているものだという話が続いております。

瞑想とストレス予防

さらに、ストレスが高まるときに「南無」という唱えごとをすることが非常にストレスの予防効果があることが、ハーバード大学などの研究で証明済みです。[2] 百年ほど前は、ほとんどの日本人が朝晩瞑想していたことをご存じですか。私も知らなかった。歴史学をやっている先輩に聞かされました。当時は、人口の五％から七％ぐらいしか武士ではなかったんですね。武士は座禅などを組んだかもしれないけれども、残りの九三％以上の日本人、つまり普通の庶民ですね、彼らは瞑想していたんかいなと私が疑いを示したら、笑われてしまった。当時、腕時計すら存在しない時代、朝晩必ず自分の家の仏壇の一本の線香が燃え尽きるまで「なんまんだぶ、なんまんだぶ」とやっていたと。

この「なんまんだぶ」は見事なリズムです。私はキリスト教の教会でも祈ったことがありますし、大徳寺、妙心寺で座禅を組んだことがあります。知恩院でも念仏行を組んだこともあるのです。その経験から、我を忘れろと言われても、よほどの聖者じゃないとできません。半眼になって息だけを考えろと言われても、つい、「窓をあけっ放しにしたのとちがうかな」とか、「今夜何を食べようかな」、「あら、げっぷが出る」、「あいつは何で電話くれないの」、などと雑念ばかり入ってきます。

ところが、これを突破したのはさすがに日本人です。空也、一遍、法然、親鸞などが木魚をたたきながら声を出す。「なーんまんだぶ、なーんまんだぶ、なーんまんだぶ」。手が忙しい、口も忙しい、体全体で参加しているんです。そうすると、窓をあけたかどうかなんて考える余地がないんです。線香のにおいをかぎながら、それも瞑想の助けになるんですが、一〇分、二〇分後に線香が燃え尽きるまで、途中で我を忘れるんです。この我を忘れることがストレス予防に非常に効果があります。

朝晩瞑想している人たちとしていない人たちとを比べてみると、違いがあるのです。たとえば「社長にしかられる」、「友人に嫌なうわさを言われる」、「変なことを言われる」と問題にぶつかっているときに、（特定の宗派を宣伝しているわけではありません、誤解のないように）「般若心経《はんにゃしんぎょう》」でも「観音経」でもいいのですが、何かを唱えている人たちは、同じようにしかられても、仏教で言うあるがままを受け入れることができるのです。脈も上がらずに、高血圧にならずに、胃潰瘍《かいよう》にならずに、すでに体がその体勢をとれています。瞑想をしていない日本人は、いくら日本人でも、しかられたらどこかでプツンとくる。

腹が立つというのですが、実は立つのは腸の細胞です。顕微鏡で見ると、納得しないときにぴりぴりするそうです。そして、やがてそれが何らかの病気などに及びます。

皮肉じゃありませんか。時計すらない時代、契約すらない時代、交通手段すらない時代に、日本人は朝晩最高のストレス予防の訓練をしていたのです。今私たちはとんでもないストレス社会に生きています。何分にどこの電車に乗らなければ、契約を結ばなければ、何をしなきゃというストレス過多社会に生きています。それなのに、多くの日本人がこの知恵を離れて、もろに腸が立ったり寿命を縮めたりしています。

きずなは続く

コンティニュイングボンズ理論に戻ると、クラス先生などの米国の宗教心理学者に紹介されて、日本の死者との交流のやり方が、欧米では絶賛されています。クラス先生が日本の伝統文化を研究して、西洋人にとっても、東洋人にとっても、死者との関係を忘れるよりは再構築したほうが健全ではないかと考えるに至りました。つまり、携帯電話が使えなかったら心の中の携帯を使う。生前と死後のかたちは違う。また意識は死で終わらないとする研究が欧米では急増しています。体外離脱、瞑想体験、臨死体験などが、昔の迷信ではなく、人間の潜在能力として認められています。釈迦に説法でごめんなさいね。千数百年にわたって、大蔵経や、往生伝という臨終記録がこの経験的な根拠を証言しています。このような日本にあるものを外国人から言っては申し訳ないですが……。(笑)

体外離脱に関して言うと、体内に意識があるときよりも離脱しているほうがリアルに感じられて、そこで見聞きしたことがあとで証明されたという例が最近無数に集められています。その一例。一九五七年一月二十七日、シカゴ時間午前一時十分、マーサという青年が、夢の中で自分の体が浮き上がって、イリノイ州からミネソタ州まで夜空を飛んで親のいる家に戻った。そこで、午前一時十分なのにお母さんがアイロンがけをしている。「お母さん」と呼んだら、お母さんは反応しないけれど、自分が飼っていた二匹の犬が、まるで自分が帰っているように大喜びした。

マーサさんがまた居眠りに入って目が覚めたときに、この不可思議な夢を思い出したので、それを手紙でお母さんに送ったのです。当時はメールがないですから。お母さんも、あのときにマーサが来ているのではないかという気配がしたのです。犬たちがマーサが帰っているような振る舞いをして、不思議に思ってマーサに手紙を書いた。その手紙が交差して、やっぱり何かありはしないかということとになりました。

日本人であろうが、アメリカ人であろうが、お互いに人を思えば、その人から電話がかかってくるとか、その人から連絡が来るということがよくあります。これが単なる偶然ではなく、人生にとって一番大事なことではないか。それこそ、きずなの証言です。まだ科学的に説明できないからといってそれを黙殺するのではなくて、このあたりのことをもっと考えようではないかということです。

■死後の可能性

臨死体験から考える

これは中国の例ですが、中国の仏教行者が瞑想中に、何と阿弥陀さんとそれを取り囲む天女たちを見ます。善導大師という方の例ですが、瞑想によって、地上で知り得ない医療に関する知恵とかを把握し、瞑想が終わったら、この植物とあの植物を煎じたらこれに効くなどということがわかったりする。(3) 私たちにはそこまでの能力はありません。瞑想ではできないかもしれませんが、臨終の瞬間にご来迎《らいごう》を垣間見ることができます。

法然上人の弟子のお一人の善恵房《ぜんね》の有名な絵巻というのがあるのですが、善恵房が黒い作務衣を召して往生したところが描かれています。座ったまま死んでいるのです。僧侶の間に座ったまま死にます。周囲の僧侶は、お師匠が亡くなったからみんな泣き崩れています。ところが、この亡くなった善恵の目から金箔のトンネルが続いています。それが、西方浄土につながっているトンネルなのです。

最近の西洋でもこういうことがあります。『*TIME*（タイム）』という雑誌にカール・ユングというフロイトに次ぐ精神科医のことが出ています。[4] 一九四四年、心筋梗塞の真っ最中に体外離脱をして、上から地球を見下ろして、担当医が遠からず死ぬことを教わった。ユングが倒れて目が覚めた時点で、主治医を見上げて、指差して、「先生が危ない」と言うんです。彼より若い主治医が「ユング先生、何をおっしゃるんですか。ユング先生こそ先に死んだと思ったのに、やっと助かった。私のことなんて心配なく」と言ったところ、三日後にその主治医は死にました。そこでユングが共通無意識説などにさらに自信を持ったというのです。

また、シカゴのビリングス病院で、キューブラー・ロス博士が何百人もの末期患者の体験に驚き、勇気を出して記録を始めました。それが「死ぬ瞬間シリーズ」で、全部読売新聞社から和訳されて日本語で読むことができます。その七冊目が、私が翻訳し読売新聞社から出させてもらった『「死ぬ瞬間」のメッセージ――ある少年の臨死体験』という本です。長く話したいのですが、時間の関係上一場面だけを語ります。

野堀拓路君という一五歳の中学生に起きたことです。一九八八年のある日、野堀君がスクールバスを降りたときに、反対車線を時速八〇キロで走っている車にはね飛ばされました。頭蓋骨から脳が出てしまうような即死事故だったのです。救急車は彼をいくつかの病院に運びました。即死で病院どころの騒ぎではないという状態でしたが、彼の親は大変影響力があった方なので、次の病院、次の病院と探して、やがて筑波記念病院に運ばれました。そのときに、担当の医師たちは救急医療室にいなかった。インターンしかいなくて、インターンが引き受けてしまったのです。

まず頭を切開され、呼吸器をつけられ、たくさんのチューブをつけられ、機械につながれました。この状態で四十九日間意識不明だったんです。五十日目に目が覚めて、呼吸器をつけているからしゃべれないのですが、書きたいというゼスチャーをするので、彼に鉛筆とノートをあげると、中学生の手で五〇ページばかりの体験記を書きました。その中で彼は、事故現場から浮き上がって三途の川を経て花園にたどり着いた。そこで知らないじいちゃんがあらわれて、「おい、おまえは喜作か」と言う。喜作というのは彼のお父様の名前です。「いや、拓路です」と言うと、その年配の方は大怒りで「帰れ、帰れ、拓路帰るんだ。ここはおまえのいる場所と違う」。でも、拓路はむごい交通事故現場に戻りたくない。だから、木の裏に体を隠そうとする。そうしたら年配の方が追いかけてきて「拓路、言うことを聞くんだ。帰るんだ」と、隠れん坊の追いかけっこが続きます。

そうしているうちに、その年配の方の背の高さ、顔の輪郭、歩き方、口癖、方言などを覚えた。それをお母さんに語ると、お母さんは真っ青になって、それはあんたのおじいちゃんじゃなくて、私のおじいちゃんだ、あんたを生む前にすでに他界している、あんたにとってひいおじいちゃんだと言うのです。ご年配の方の大きな白黒の写真のたくさんあるところで、拓路に「この中でひいおじいちゃんわかるか」と聞くと、拓路は一発で「あのじじいや。おれと会ったときにはあんな分厚い眼鏡なんかしとらんかった」と言うんです。

お浄土ではみんな視力が一・五あるのか、コンタクトレンズが配布されているかわかりませんが、拓路君がどうやってひいおじいさんの方言、歩き方、口癖、背の高さなどを知り得るか、常識では考えられないことですね。しかし、知っているんです。ひいおじいさんが「喜作と違うか」と思うのも、普通の夢に出てくるような人違いではないのです。

カリフォルニアのスタンフォード大学やカリフォルニア大学デービス校などには訓練による体外離脱実験を繰り返し、追跡調査でその妥当性を証明している学者がいます。また、シアトルの小児科病院の精神科医メルヴィン・モース（Melvin Morse）先生は、死からよみがえった幼児の証言を集めてインターネットにも載せています。私が皆さんに見せる権利はないのですが、melvinmorse.comを見ると、若い人たち、二、三、四歳の人たちが死んで戻ったときにどういう絵を描くかわかります。「先生、心配ない。向こうは楽しいよ」と言ってくれる。脳波が停止しても彼らは上から見ることができるのです。

『*Resuscitation*（リサシテーション、蘇生術）』というのはイギリスの非常に権威のある医学雑誌ですが、この雑誌の二〇〇一年48巻では、サウスハンプトン病院で三五〇〇人ものイギリス人が、臨床的に死んでいると思われるときに精密な記憶を残しているという報告をしています。[5] また世界の医学雑誌のトップを争う『*Lancet*（ランセット）』という雑誌で、オランダのファン・ロメル（**Van Lommel**）先生が、ＥＥＧ（脳波）が停止している、ＥＣＧ（心電図）が停止している、さらに瞳孔などに反応がない、つまり死の定義に合致する患者たちを研究して、彼らが死の定義を超えて、感覚、理性、感情、意思を持っているということを報告しています。[6] コネチカット大、バージニア大、オックスフォード大、ユトレヒト大など、医学部を持っている公立の大学がセンターを設立して、こういう体験は本物だと言っています。

すみませんね。釈迦に説法ですよね。日本人には千数百年にもわたってわかっていることです。今さら調べることはないでしょう。しかし、科学として日本人は調べていないのです。文化としては持っている。個人的には感じられる、知っているはずです。しかし、医学でこれを認めるという動きは逆に、まだないのです。

死後の可能性を知っていたら、おもしろいかもしれないけれど、だからどうすんねんと思われる方もいるでしょう。そこで、まとめたいと思います。まず、死に対する恐怖を癒やせます。恐怖は知らないものに対する感情です。例えば試験がなぜ怖いかというと、何が出てくるかわからないからです。

試験はこれだとわかったら、難しいと言っても、もう怖いとは言わない。あの人が怖いと言った場合に、なぜ怖いかというと、知らないからです。何か安心できない、理解できない、期待できないところがあるからです。十分に知っていれば、たとえ難しい人であっても、怖い人とは言わなくなります。

死もしかりで、五十年前まで、全世界の中で日本人は一番死を怖がらない民族だったんです。だって死を知っているのですから。キサ・ゴータミどころではなく、どこの家でも人が亡くなる。二十年ぐらい前までは在宅死は当たり前でした。在宅で看取りをすれば、悲しいとか、不快とか、つらいと言っても、怖いとは言いません。二十年ぐらい前からどんどん病院にまかせたんです。本音と建前がありますね。建前は、「我々は親に対してベストを尽くしている」、東大病院に入れている、京大病院に入れている。本音は、「もうこれ以上親の面倒を見るのは嫌や、お金で片づくならば人に任せたい」と。

病院での死の問題

そして今、八割の日本人が病院で亡くなります。病院で亡くなるので、死を知らないという人が増えている。死を知らない結果、今日本人は、死を一番怖がっている国の一つです。[7] 生に対する執着が非常に強くなっています。

しかし、「死は終わりじゃない、あくまでも引っ越しだ、旅立ちだ」とわかれば、そんな執着なんてないのではないでしょうか。無駄な治療をするのは、細胞しかないと思うからです。人間は果たして細胞を持っているのか、細胞であるのかという問題です。人間は細胞しかないというのであれば、もちろん細胞を生かさなければいけないことになりますが、私たちにとって一番大事なのは細胞ではないでしょう。それこそつながり、信頼、夢、友情、場合によっては恐怖。友情と夢と恐怖が我々の人生を意味づけているものであって、それがなくて、ただ単に細胞が新陳代謝をしているだけでは人間とは言いがたい。でも医師たちは、京大病院でもそうだけれども、細胞しか見ない。これでもか、これでもかと、酸素吸入器をつけて、注射を打って、どんどん延命医療をすすめています。

私は一九五〇年代から二〇〇〇年代まで五十年にわたって医療にかかわる裁判の判例を調べました。いつ、病院、医師などに対して裁判が起こるかというと、ミスが起こったときではないのです。遺族が納得しないときです。ほとんどの場合は、病院は治療に関しては悪くないのです。死の心の準備ができていなくて、怒りやフラストレーションのやり場がないから、医師や病院に対してとにかく悪者を探す。最終的に家族の提案が却下されたり、特に医師が悪いことをしたわけではないのですが、問題は遺族の心にあるのです。

徹夜をして患者を助けようとした医師が、結局救えなくて、翌朝疲れ果てて、しかも患者を失った敗北感を持っている。病気と戦うのは当たり前のことです。私も医師に対して治すことのできる病気ならぜひ戦ってほしいと思います。でも死と戦うのは、愚かです。死に勝ったためしがないんです。死は必ず勝つんです。問題は、これは治る病気なのか、死に至る病気なのかを見分けることです。死に至る病気とわかったら、それでも勝ってみせるなんてがんばっても、敗北するに決まっている。それよりは、潔く最後にやるべきことをやって、それこそ家族を呼び寄せて、みんなが納得するような場を提供したほうが、切ったり縫ったりするよりはいいと思います。

看護師の燃え尽き症候群という問題もあります。一番私が尊敬する職業の一つは看護師なのですが、その中で特に末期病棟に勤める人には頭が下がります。私も末期病棟で、患者の体を頭のてっぺんから足の爪先まで手ぬぐいでふかせてもらったり、汚物を取ったり、一緒にお茶を飲んだり、手を握ったりしているのですが、やはり情が移るんですよね。いくらつらくても元気になってもらいたい、楽になってもらいたいと思っている。ところが、次の日に行くとベッドがあいていて、次の患者が運ばれる。前の患者は霊安室だと言われる。親しくなればなるほど、これでもかという打撃を受けるわけです。

そこで、傾向としては看護師は二分されます。まず、感情移入を一切許さない、義務だけを果たす看護師です。やるべきことはやるけれど、患者には近づかない。患者にとってこれは嫌ですよね。あの人は何だか冷たい看護師だと感じる。しかし、それは看護師の自己防衛です。それに対して一〇〇%すべての患者に注ぐ看護師がいます。ところがこのような看護師はそのうち燃え尽きてしまう。もう耐えられない悲しみ、痛みを持ちつづける。毎週毎週このいとしい患者たちを看取らなければいけないとなると、人間一人には耐えられない重みになってきます。

死への旅立ち

そこで大事なのは死後の可能性です。ハルマゲドンが終わってから神様が私たちを審判にかけるということではなく、亡くなってすぐ、野堀拓路君のように意識が続くという発想です。

百年ほど前まで多くの日本人がハワイに移民してきているんですね。横浜などを出て、居残る日本人が手を振る。帆船に乗り移民しようとする親戚に二度と会えないだろう。悲しい覚悟で、「さらば」と言ったと思うんです。しかし、帆船に乗っている移民となる日本人は、ハワイにたどり着いたら、見たこともないようなパイナップル、マンゴー、バナナなど、熱帯の果物をおいしく食べられたのです。当時、日本では、普通の庶民は白米も食べることができなかったのに、移住さえすれば白米も食べることができました。もちろん、ハワイにおいても日系の人々は大変な試練を受けましたが移民した人々は大変に頑張りました。その結果、五十年もたたないうちに、州知事、銀行の頭取、学長など、みんな日系がついているではありませんか。日本に居残った親戚よりずっと出世しました。

これは比喩なんですが、私たちから見れば、患者は、昨日はのどからたんを取って、今日はもう見えない姿となってしまう水平線で姿を消す帆船みたいなものです。しかし、本人はひょっとしたら私たちには見えない旅を経て、拓路君が経験した花園へ着いて、そこでおじいちゃんと再会しているかもしれません。そこにも試練があるかもしれません。それでも、すべての終わりではないと理解する。もちろん、それでもつらいんだけれども、一人一人の患者をごみ箱送り、灰にするのではなく、いい旅立ちができるように私たちは備えようとしていることになります。患者の消えていくことを旅立ちと考えるのと、灰になってしまって何もないと考えるのとでは、えらい違いです。

私にとって一番難しいのがアルツハイマー患者などです。すでに別世界に行っているような感じで、時々言うことがわかる。理性を持って生きている京都大学の教授にとって、理性の通用しない患者はつらい相手です。そこで先輩に教わりました。「ベッカー君は、こういう患者が一割ぐらいしかその体にいないことを悲しんでいるけれど、彼らはすでに九割はお浄土に行っているんです、あの世に行っているんです」と。「時々私たちを慰めるためにこの体に戻り、私たちにほほえみかけたり、手を握ったりしてくれる。あなたは、体たるコップが九割空になっていることを悲しんでいるけれど、彼らの努力によって一割は私たちに残されているのと違うか、そのほほえみ、その手の握手をありがたく思わなければ」と教わりました。私は目からうろこが落ちるようでした。そのように考えると、これは喪失ではなく、一時の旅立ちとして時々手を振っているようなものです。

死後の可能性と遺族の悲嘆

前にも話したのですが、死後の可能性を考えると、遺族の悲嘆を癒やせます。大事な人に死なれた後、二年もたたないうちに遺族に急病人がでたり、突然死、事故、精神異常が起こることがあります。これでは社会も大損ですね。病欠による生産力の低下、また最悪の場合、遺族のうつや自殺につながります。お母さんが死んだときに、お嬢さんが後を追うように自殺するということは日本人にもよくある現象です。そこで、欧米で始まったことですが、ある病院では、家族カウンセリングをやっています。家族カウンセリングといっても、パーティーなんです。毎月、あと三カ月しかないというがん患者などを囲んで、家族や友人がやってきて、ごちそうを持ち寄って、一緒に歌ったり、泣いたり、黙ったり、せきをしたりする。もちろん、死ぬのだからウイスキーでもいいです。これを大体七回繰り返します。あれっ、さっき余命三カ月と言っていなかった？　七回繰り返しますというのは、亡くなってから、縁の黒い写真を中心に、同じグループで四回ぐらい毎月集まるのです。

病院でこれをやると、部屋代もかかる、もし看護師、医師が来れば大変な給料もかかるし、いろんな関連費用を入れたら、一回大体七万円、七回で五〇万円かかります。そんな費用をかけて、なぜやるかというと、割安だからです。何と比べて割安かというと、このカウンセリングを受けた、つまりパーティーに参加した人々が病気や事故になる比率は、一～二年たっても普通の人と同じです。ところが、このパーティーに参加していない遺族や友人は、死なれて二年もたたないうちに、突然死、急病、事故など、日本人が昔からたたりと言ったものを経験します。

もちろん、私たちはたたりと考えなくてもいい。病気になるのは免疫力不足、免疫力が低下しているからです。事故を起こすのは、集中ができていないからなどです。この遺族カウンセリングのパーティーを繰り返す慣習も日本人の知恵にならったもので、日本人のおかげです。というのは、葬儀のあと、初七日、三十五日、四十九日、初盆と、遺族を繰り返し呼び集めることによって、悲嘆を少しずつ癒やす、そして遺族が陥りやすい不幸な経験をしないということが日本人の知恵だったのです。

皮肉にも、今日本人は、葬儀のその日に、初七日、三十五日、四十九日を全部すませてしまいます(笑)。もったいないというよりも、それでは効果が得られません。死なれて数年もたたないうちに免疫力が低下したり、集中力が低下するという現象が必ず起こります。お仏壇などで先代の英知とつながりを感じることが健全なんです。これが日本人の古くからの知恵で、西洋人が今、大喜びで学ぼうとしている、日本人の後を追いかけようとしているところです。お参りを通じてもできます。不幸が起こってから定期的に法事法要を行えばたたりがやってこないことは、昔からの日本人にとっては経験的知恵だったのです。

多くの日本人には、自然に囲まれて死にたいという希望があると数々の調査で出ています。都会ではどこに自然があるかというと、お寺です。庭があって、池があって、木々があって、古い石があって、そのお寺に静かに座り込むと我に返ることができる。これは、祈りだの、教義だの、宗派だのという話ではありません。自然が大事なんです。お寺は、大きな都会の中でも自然を残している貴重な存在でもあると思うのです。

信じない、信じたくないという人には、何か信じろと勧めてもだめです。ただ、日本人の伝統と英知は切り捨てる必要はないのではないでしょうか。生老病死の不公平に対して、医療だけでは答え切れないときがあります。そのときに、日本人の経験知が答えを生み出すのではないでしょうか。出発です。

■日本人のスピリチュアリティのベースを生かす

自然の摂理への畏敬の念

日本人の恐れのベースは何なのか。恐れというのは、文脈からすると畏敬の念と私は理解しますが、それは、農業と漁業にかかわりがありますね。私も農業をしているのですが、農業をしていると、祈らない人はいないと思うんです。いくら上手に種をまいて、いくら水をかけたつもりでも、適宜な日照と雨量と温度などがないと豊作になりません。また、豊作になりそうでも、いつ病気だの、ウイルスだの、害虫だの、イノシシだの、何がやってくるかわかりません。もう自分の手を超えます。農業をやっていても、お金があれば、コンビニに行って買い直すことができます。しかし、農業をもって冬を越す民族だったら祈らない人はいない。逆に、農業から離れてしまうと、我々がいかに無力であるかわからなくなるおそれがあります。

漁業ももちろんそうです。朝早く暗いうちに船に乗って荒い海に出て、網をいくらかけたところで、何が捕れるかわかりません。最近、捕れるものがどんどん少なくなっています。それで生活の糧を得ようとすると、転覆しないように祈ったり、何かいいものが釣れるように祈ったりします。

私は、文部科学省や厚生労働省などに対して、日本でも、高校を卒業してから大学に入る間に、義務として国のために勤務する期間を設けるべきと提案しています。スイスでも、イスラエルでも、ドイツでも、いくつかの国でやっていますね。誤解のないように、徴兵ではないです。兵は要らない。こんな人口の込み過ぎた借金大国にはだれも侵略しません（笑）。私は日本が大好きで比叡山にお墓まであるので率直に申し上げるのですが、日本には資源はない。戦争は必ず、資源を持たない国が資源のあるところをねらうんです。例えば満州事変でも、第二次世界大戦でもそうでした。資源のない日本はだれも欲しくない。だから防衛は要りません。

日本のような国で、四〇〇万ほどの職が足りていないのです。この多くは農業、漁業、３Ｋと言われる労働者です。看護もそうですね。これを補うために、中国人でも、フィリピン人でも、マレー人でも、とにかくだれでも労働してくれる人を入れろという変な時代になった。他方、四〇〇万人もの体が元気な二十代の者が何もしていない。フリーター、ニート、パラサイト。こんな国は地球上に存在しません。

本来の経済だったら、働きたいから働く人はめったにいません。飯が食いたいから働くんですよ。自分にとって理想、絵に描いたもちが見つからないから働かないというのは甘えそのものです。とにかく多くの人が働かないと国が成り立ちません。納税もできません。楽しいからではなくて、人間だから労働するということを、だれでもすべき時期があるのです。

労働すれば、祈る心を燃やします。労働すれば、思うようにいかないことが痛いほどわかります。労働すれば、一生こういう仕事はしたくないから、目的を持って大学に残る人もいます。逆に、農業はやりがいがあると感じて、それまで農業と縁がなくてもこれからずっと農業を営みたいという日本人もあらわれます。日本人のスピリチュアリティのベースはどこかというと、自然の摂理、自然への畏れ、自然の中で生きているということです。日本だけのことではないのですが、それがベースです。

きずな——年配者の看取りから学ぶ

もう一つは人間関係です。コミュニケーションが薄れてきているとか、家族のきずながだめになっているとか、ボンディング（きずな）が失われつつあるということがあります。フィリピンのように、携帯電話を少年が持つことを禁じるという手もあるかもしれません。でも、日本はそうまでいかないと思うのです。とにかく大事なのは、同じ目的を持って働くことだと思います。昔の大家族はそういう機能を果たしていたと思うのです。子どもも、じいちゃんも、この家庭のために何らかの意味で貢献しようと。逆に、この家のためにならないことをしたら、若い人は注意されたりして、なぜためにならないかを理解できたと思うのです。

家族を大家族にするすべはないのですが、お互い共通の目的で働くことは可能なのです。例えば老人ホーム、デイケアセンターなど老人福祉施設は、老人の面倒を看る手が足りない。また、幼稚園をつくっても、子どもを世話する手が足りない。いずれも二十代が働かないから人手が足りないのだけれども、二十代だけの問題ではないのです。老人に子どもの面倒を見てもらう。老人福祉センターと幼稚園をくっつけると見事にうまくいくんです。だいいち、老人の時間感と子どもの時間感は一緒です。子どもが「もう一度あの歌を歌って」と言ったら、二十代、三十代の親は「三回も歌ってるんだから、いいじゃない」と。でも、老人は「あっ、あの歌ね。もう一回歌いましょう。カーラース……」。二十～三十代はいついつ何々をしなきゃと焦りがあるのですが、七十代になったら、もう時間は自由自在。この繰り返しが子どもの教育に不可欠です。

実はどの文化においても言えることですが、日本においても、子育ては親がするものではないのです。親が二〇歳前後で子どもを産んだら、その元気な体で農業や漁業に携わって働くんです、女性もそうです。じっと座って赤ちゃんを相手にしているなんていう文化は存在しませんよ。だれが赤ちゃんを相手にしているかというと、じいちゃん、ばあちゃんです。すでに五〇～六〇歳になって、体力こそないものの、それこそ文化の知恵を持って、いろんな経験を通じて、例えば本音と建前の違いとか、世間の目、言葉の使い方、礼儀作法などを身につけている。それを三〇歳くらいのお母ちゃんに教えてもらおうと思っても無理です。お母ちゃんだってわかっていないんですもの。

ご自分の家庭で、おじいちゃんとおばあちゃんが子どもの面倒を見るかどうかはわかりません。それはケースによると思います。しかし、社会としてもう一遍、経験豊かなご年配が、これからの人材となる幼稚園あるいは保育園児を小学生になるまで育てることは非常に有意義です。特に生きがいなどもないという年配の方々が、自分だけの受け持ちとなっている二人の男の子、タロウ君、ジロウ君に明日、何を教えようか、仮名を教えようか、数字を教えようか、歌を教えようかと必死に考えて、やりがいを持ってその園に行って、次の日にその字を教えたり、竹トンボの作り方を教えたりする。子どもが、自分のおじいちゃんではないにしても、そのじいちゃんに親しむ。しかし数年もたたないうちにそのじいちゃんは他界します。その子どもは、自分を育ててくれたじいちゃんの死を知ります。

日本の多くの地方で成人式はありますが、成人式は何も二十になった一月十五日ではないのです。成人する資格は、ご年配の看取りをした経験を持っていることです。祖父母か、その年齢のひいおじとか、大おばとか、地方によって言い方は違いますが、自分を大事に育ててくれた家の中の大事なご年配が目の前で弱ってきます。でも、親は働いているから、親は介護なんかできません。介護するのは十数歳の若手です。育ててくれたおじいちゃん、おばあちゃんに今度は自分がおかゆを食べさせたり、体をふいたり、そしてさっきまでしゃべってくれていたおばあちゃんが息を引き取って、自分の心に一生忘れない大きな穴があきます。そこで自分は初めて成人の資格の一つを得ます。

人の死を知らなければどうして生を知ることができるでしょうか。その死を知っていれば、たとえいくら怒ったところで「死ね」という言葉は言えなくなります。人を刺すことはとてもできなくなります。なぜなら、自分の大事な人を看取っているからです。人間の間にはきずなが非常に大事なのです。家族という狭い単位で年配者と子どもとのきずながなくなりつつある大都会生活だと、家族という感覚をちょっと広げて、隣人、さいたま市ならさいたま市の人たちで、子どもとご年配の方が一緒に過ごせるような機会を設けることです。おとぎ話を話す、歌を歌う、文字を学ぶ、書道を習う、いろいろなものを伝承できる可能性があります。それは教育としてだけではなく、人生の教訓を知らず知らずに学ぶ機会としても大事だと思うのです。

経験知を生かす社会を

数年前に私はフロリダ州に研修に行きました。フロリダ州は日本の三浦半島や宮崎のように、非常に温暖で、金のあるアメリカ人がよくそこで晩年を過ごそうとするところです。そのフロリダになんと六〇歳を超えなければ住む権利がないという町があるのです。すべての作業を六〇歳以上一〇〇歳未満の方がなさっている。バスの運転、ファストフード店のレジ、道の掃除、何もかも老人がやっているのです。最初に行った瞬間はちょっと違和感がありました。年配の人々が多いですから。ところが、しばらくいるとすごく居心地がいいのです。

第一に、みんな礼儀作法を身につけている。非常に丁寧で優しい。第二に、時間に焦っていない。みんなゆっくり仲よく暮らしたい。あとで後悔するような関係はつくりたくない。もちろん、ちょっと稼がないと年金だけでは苦しいかもしれないけれども、お金のためなんていうことは二の次で、それよりは相手の笑顔のために冗談を言ってみたり、相手の機嫌をとるために情報を伝えたりして、非常に仲間意識の濃い地域です。

でも介護はどうするのかと聞くと、六十代の人が九十代の人の介護をしているのです。今の六十代の人は昔の四十代の人と同じくらい元気ですよね。日本で退職年齢が六二～六三歳と決まったのは、その当時の男性の平均寿命が六六歳だったからです。死ぬ三年前に職をやめるということです。今なら男性は平均寿命は八〇歳近くなので、七七まで勤めてもいいわけです。

六十代でそのコミュニティーの看護をして、七十代はさすがに看護はできないけれども、もっと楽なレジの仕事とかお茶の仕事をして、八〇、九〇になったら、このコミュニティーの新しい六十代の人が自分を見てくれるという社会ができているのです。全日本でそれができるかどうかわかりませんが、コミュニティーによってはそれが必要になってきます。若者が慢性的に不足しているからです。そういうモデルも考えられます。

死の準備の緊急性を伝える

では、スピリチュアルを感じない人、例えば先ほどお話しした死の準備ができていない人、準備をしたいと思わない人、あるいは死がせっぱ詰まっているということを感じない人をどう育てるか、教えるかということですが、できませんね（笑）。信じない人に「信じろ」、やりたくない人に「やれ」、飲みたくない馬に「飲め」と言っても、馬は水を飲みません。しかし、繰り返してその緊急性を伝えることが全日本人に対して大事なのです。

さっき臓器移植法案のことで説明したとおり、法律がどんどん先走って変わっている。法律が変わっていることは、義務教育で取り上げ、すべての日本人が知っておくべきことなのです。しかし、みんなが知っているわけではない。義務教育にはそのひとかけらもない、気配もない。ましてや、義務教育を終えた私たちは、法が変わったから私たちの対応はどう変わるべきかなんて考えてもいないケースが多い。こう考えろという命令はできません。法がこのように変わった。過激な言い方をすれば、あなたの臓器は国家の所有物ですよということです。本人が、私の臓器を永田町に差し上げたつもりはないと言う人に、「では摘出されないために手続きをとりましたか」と問うと、「いや、別に。どうすればいい」と答える。その対話から、「面倒くさいからいいわ。自分の体が国家のためにどう刻まれても知るか」と言う人もいるのです。面倒くさがり屋がいるのです。彼らに対して、それでも教育するなんていうことは日本ではできません。

オーストラリアなどでは選挙に行かないことは犯罪です。九九・九%のオーストラリア人は選挙に行って投票します。日本はそこまで徹底していない。ましてやこういう自己決定について義務づけて決めろとは言えないのです。制度がこう変わっている、それに対して私たちは選択を迫られている。昔ならば、ひどいことになりかねないことはわかっている。もしそうなりたくないならば、どういう手続きが必要かということを教えられます。

教会でも、お寺でも、公民館でも、いろいろなところで生涯教育は必要不可欠です。信じたくない人、感じない人、考えたくない人を考えさせることはできないけれども、考えてもらえる環境づくり、情報提供などが必要だと思います。何割もの人が、私もリビング・ウィルを書いた、私も代理人を決めた、私も臓器を提供しない手続きをとったとなると、じわじわとそれが社会常識になって、「じゃ、私もしようか。そう面倒くさくないんだね」となります。

大事な話をするために

カウンセラーもしくはボランティアのような立場でご年配のお手伝いなどをしようと思えば、心得るべきことは何か。おおむね二つのことを申さねばなりません。一方はマニュアル化はできないということです。他方、学ぶことはたくさんあるということです。それについては、本、もしくは大学の授業、公開講演などで学べると思うんです。通常言えることは、まず言葉を慎んであまりしゃべらないこと。しゃべる人だと思われたら、相手はしゃべってくれません。口が軽い人だと思われたら、信用は得られません。そして、聞く耳を持って、相手より低い姿勢をとることです。動物でも、人間でも、見上げなければいけないときには、無意識のうちに畏れを感じます。見下げて語れるときには自信を持って語れます。

この距離感、時間感、また洋服、方言、言葉遣いまで、いろいろなよいアドバイスとなる教科書とかマニュアルがありますが、それを全部ここで紹介することはできませんし、その型を学んでも、全部その型にはめる必要はない。あくまでもそれは一つの土台として、何よりもその人のことを信じて知ろうとすることです。根掘り葉掘り聞くのではなくて、その人がしゃべりたいときにその人がしゃべりたいことがしゃべれるような場をつくることです。沈黙を恐れずに、静かに横に座って、静かに一緒に喫茶して、相手がこの人は急いでいない、私のためにいてくれるんだと思うことが大事です。何日かそれを繰り返しているうちに、手を握られて、「ベッカー君、ちょっといい」、「はい、もちろん、何でしょう」、「これずっと気にかかっているんだけど……」なんて大事な話が出ます。

私がいろいろな質問をもらった場合、「これをどうすればいい、あれをどうすればいいか」というような質問に対しては指示しない。本人が心の中で答えを持っているのです。それを肯定してもらいたがっている。しかし、先にしゃべってしまうと、その人の期待している答えは聞けなくなります。だから、悩みを言われたら、「どうしようね。何かいいことないかな」と聞いて黙ります。その人が「いや、おれもわからん」、「お互いにつらいよね」、「つらいよね」。それでいいんです。「つらいよね」と一緒に言い合えることがコミュニケーションなんです。

生老病死は、治せる現象ではなく、みんなで耐え忍ぶものです。「暑いですね」と言われたら、冷房などを提供できなくても、「暑いですね」と答えればよいのです。死に逝く患者の実存的な問題は、「医療が癒やせない病」と言わざるを得ないこともあります。スピリチュアルな対応は、「あの世」までのきずなを示唆しながら、この世で柔軟に患者の悩みを聞き取ることから始まる治癒です。死自体は逃れられなくとも、少しでも納得できる往生を迎えていただくことを目指して、患者に寄り添いたいものです。

注

(1) Sutta Nipata 5.

(2) Herbert Benson, *Stress Management : Approaches for Preventing and Reducing Stress*, Harvard Medical School, 2011.

(3) 大正大蔵経　No.１７５３はその代表作。

(4) *TIME* Magazine Cover : Carl Jung. Feb. 14, 1955.

(5) Parnia, S., Waller, D., Yeates, R., Fenwick, P. (2001) "A qualitative and quantitative study of the incidence, features and aetiology of near death experiences in cardiac arrest survivors." *Resuscitation* 48 : 149–156.

(6) van Lommel, Pim, et al. (2001) "Near–Death Experience in Survivors of Cardiac Arrest : A Prospective Study in the Netherlands." *The Lancet* 358 : 2039–45.

(7) Robert A. Neimeyer (ed.), *Death Anxiety Handbook : Research, Instrumentation, And Application* , Taylor & Francis, 1993. cf. Fujita, M. (1995) "Death Anxiety, Brain Death, and Organ Transplantation : Cross–Cultural Study Using American and Japanese Subjects," MS Thesis, University of Idaho.

（二〇一〇年六月十一日、新都心ビジネス交流プラザ）

一臨床医のナラティブ

——自らのスピリチュアルペインと向き合って

西野　洋

私は今、千葉県にある病院で一臨床医として働いております。スピリチュアルケアに関しては、『実践スピリチュアルケア——病む人の心に寄り添うために』（春秋社）という翻訳本を出版させていただきましたけれども、実はスピリチュアルケアを実践しているわけではないのです。ただ、私自身が本当に非常に不思議な経験をさせていただきましたので、その私の経験を振り返るということで「一臨床医のナラティブ」という題にさせていただきました。

ナラティブというのはちょっと格好をつけましたけれども、物語あるいは、ストーリーとも言えます。ちなみに医学の世界では「ナラティブ・ベースド・メディスン（Narrative-Based Medicine）」という言葉があります。これまではエビデンス・ベースド・メディスン（Evidence-Based Medicine）、客観的な根拠に基づいて行う医療がこの十年ぐらい主流だったのですけれども、それを補完する意味でナラティブ・ベースド・メディスンという言葉が生まれてきています。それをちょっと思い出して

「一臨床医のナラティブ」としました。わかりやすく言うと、ひとりの医師の物語、語りということですので、気楽に聞いていただきたいと思います。

スピリチュアルケアとかかわるきっかけ

私は今五六歳ですが、何でこういうところで話をするようになったかいろいろ考えてみると、やはり今から六年前、二〇〇四年に私の母親が亡くなったことが一つのきっかけになっているような感じがしています。母親は、いつの間にかC型肝炎ウイルスに感染しました。それは、手術が原因だったのかわかりませんけれども。ご存じの方も多いかと思いますが、C型肝炎ウイルスは徐々に肝硬変を引き起こして、肝硬変でお亡くなりになる方もいらっしゃるし、なかには肝臓がんになる方もいらっしゃいます。母親はある時点でC型肝炎から肝硬変になっているのがわかりました。いろいろ相談を受けたのですけれども、結局インターフェロンの治療などはしませんでした。母親は、診断がついたとき六八歳でしたが、インターフェロン治療で熱が出たりすることについていろいろ話をしたら、そこまではやりたくないということで、いずれ肝硬変あるいはがんになるのをわかっていながら、特に治療も受けませんでした。結局、六年前の二〇〇四年五月に亡くなりました。

母親は徳島の田舎でミカン農家に生まれて、お米農家の西野家に嫁いで私たち三人の子供を育ててきました。嫁しゅうとめの関係とか、おじ、おばとの関係とか、人並みのいろいろな悩み、苦労、それから生活的な、経済的な問題、あるいは夫との人間関係等々いろいろあったと思います。母親が亡くなる最後の六カ月ぐらいだったと思いますが、本当にこの母親の人柄が変わったような印象を受けました。どのように変わったかについてはまたあとで述べます。私は千葉県で勤務しておりまして、母親は徳島にいましたので、妻のみゆきさんが時々お見舞いに帰っていました。そういうことが一つのきっかけで、みゆきさんのほうが亡くなる人の看取りというものに、いろいろ考えをめぐらすようになったと聞いています。

そのみゆきさんが、いろいろ不思議なご縁で、「リラ・プレカリア（祈りのたて琴）」というプログラムを主宰されているキャロル・サックさんと知り合いになりました。ご存じの方もいらっしゃるかと思いますが、ハープと歌と祈りで亡くなる方に寄り添うというスピリチュアルケアのプログラムを主宰されています。みゆきさんがこのキャロルさんのリラ・プレカリアのプログラムに参加することになりました。二〇〇六年の春から第一期生の研修が始まりました。住んでいます千葉県の鴨川市からバスで東京まで二時間、そこから恵比寿のＪＥＬＡ（日本福音ルーテル社団）までほぼ二時間半かけて、週に二回ぐらい往復しました。そのうち一回はルーテル学院大学が会場だったと思いますが、本当に往復五時間ぐらいかけて通って、勉強しておりました。

帰るたびに「今日はこんなことを学んだのよ」とか食事をしながら話を聞かせてもらうのですけれども、私自身すごく興味を持つようになりました。みゆきさんも私が聞いてくれるので、復習しているみたいですごく勉強になったと言います。ちょっと私も役に立ったかと思います。

そういうことでみゆきさんとキャロルさんがかなり親しくなり、三カ月ぐらいたった七月ぐらいだったと思います。キャロルさんからオレゴン州でスピリチュアルケアの学びの会があるので行かないかというお誘いの電話がみゆきさんにかかってきました。よく事情はわからないですけれども、みゆきさんが私に「どうする?」と聞いてきたのですね。そのときに何を思ったか、私も「行きます」と返事してしまったのです。多分キャロルさんから教わっていることをいろいろ聞いているうちに非常に興味を持って、何かよくわからないけど、うーん、何か関心があるな、みたいな感じで返事をしてしまったのですね。それが、そもそもの始まりだったと思います。今もって何であありうふうにイエスの返事をしたのか覚えていないのですが、行くことになりました。

スピリチュアルケアのプログラムへの参加

アメリカのオレゴン州に、セークリッド・アート・オブ・リビング・センター(Sacred Art of Living Center)というのがあります。センターと言うと立派なひびきなのですけれど、何げない普通の家一軒でした。そこでリチャード・グローブス(Richard F. Groves)という人が主宰しているスピリチュアルケアのプログラムがもたれました。非常によく構成されたプログラムで、参加するに当たっては、八月に一週間オレゴンに行って、それから東京で毎月例会をして、二月にもう一週間オレゴンに行って、それからまた毎月例会をして、明くる年の夏にもう一週間行って、また毎月例会をして、明くる年の二月に一週間。合計四回、一週間ずつオレゴンのワークショップに行かなければいけない。そういうことで、つい「はい」と言ってしまったものの、医者の私としても相当なコミットメントというか、時間を割き、責任を持って参加することが求められました。

実は、このプログラムに参加するにはやはり病院長の推薦が必要なのですね。責任者の推薦状が必要なわけです。このことを、病院長にどう言おうかなとちょっと困りました。スピリチュアルケアの勉強会に、合計四週間休みをとらなければならないということですから。それから、それまで私はスピリチュアルケアというものには全然興味、関心がなかったのです。病院の中でスピリチュアルなどという言葉を口にすることさえはばかられたし、口にしたこともなかったし、病院長にどう思われるかなということで、びくびくしながら言った記憶があります。ところが亀田病院の院長は「あっ、いいよ。行ってきていいよ。お金出してあげるよ」と、私が拍子抜けするぐらいでした。亀田病院の院長に本当に感謝しています。非常に頭がやわらかい。新しいことにチャレンジをすることを、非常にサポートしてくれるんですね。だから、二つ返事でオーケーしていただきました。

それで、八月末にオレゴンへ行くことになりました。参加したのはそのキャロルさんとご主人のジムさん、それから私とみゆきさん、そのほかにアメリカ人の方が二人と日本人の方が二人。合計八名の方が参加しました。

第一回ワークショップ「スピリチュアルペインを理解すること」

オレゴンでの一週間のワークショップ、私も本当に突然飛び込んだものですから、見るもの聞くもの新しいことばかりでした。第一回目のテーマは「understanding spiritual pain（スピリチュアルペインを理解すること）」、スピリチュアルペインとは何かということでした。その中でしょっちゅう聞かれたのが、「リーン・イントゥ・ペイン lean into pain」ということです。これはなかなか訳すのが難しいですけれども、リーンというのはもたれかかるとか、寄りかかるとかいろいろな意味があります。これは本当に翻訳が難しい。結局私はいい言葉が思い浮かばなかったので、とりあえず「痛みに向き合うこと」としてあります。まず自分自身のスピリチュアルペインを見つめて、それに向き合うこと。リーン・イントゥ・ペイン、それが一週間のワークショップのテーマでした。

ワークショップの具体的な方法としては、いろいろなことがありました。例えばその一つに瞑想《めいそう》がありました。指導されたのはトーマス・キーティング（Thomas Keating）というカトリックの神父さんで、センタリング・プレイヤー（centering prayer）という瞑想方法を、カトリックの伝統を引き継いで実践しておられました。この方はたくさんの本を出版されていましたが、メディテーション（瞑想）の方法を指導していただいて、それをずっとやりました。そのほかにもいろいろなプログラムがあります。もちろんレクチャーもいろいろありました。まず自分自身のスピリチュアルペインを見つめなさいということですね。それも講義だけでなく、いろいろなワークショップを通じて学ぶことなるのです。

そうこうしているうちに、私はすごく落ち着かなくなりました。何かよくわかりませんでしたが、とにかくその場からもう逃げ出したくなったのですね。何かちょっと、一つは薄気味悪かったというのがあると思います。突然飛び込んだものの、スピリチュアルという言葉があちらこちらで当然のごとく語られたことが一つ。もう一つは、何か自分自身の中の、私がそれまで相当隠していた部分を思い切りえぐられるような感じがしたのです。すごく落ち着かなくなって、これはもうやめようかなと思いました。

そのときに支えてくれたのが妻のみゆきさんと日本から一緒に行っていた仲間たちで、そういう人たちに支えられて一週間何とか我慢したというか、一応一週間、プログラムに参加しました。

ここには講師としていろいろな人が来ていました。その一人にマイケル・カーニーというお医者さんがいました。彼はカリフォルニア州で緩和ケア、ホスピスの医者をやっていました。やはり自分が医者だからですか、彼の話は何か安心できるな、という感じでした。医者が話しているから大丈夫に違いない、という勝手な思い込みがあったのです（笑）。

マイケルは自分について率直に語る非常にいい人でした。本当に理想に燃えて医学部に入ったのだけれども、医学部で教えられることは冷たいサイエンスばかり。理論、理屈、プロトコール、ガイドライン、本当に温かみがない医学部に幻滅して、医学部をもうやめようかなと思ったそうです。そのときに緩和ケアで有名なシシリー・ソンダース（Cicely Saunders）のつくったホスピスに見学に行きまして、そこであっと目からうろこが落ちるような経験をした。こういう医者がいたんだということで、もう一度医学部で勉強を始めて、医学部を卒業し、彼は今、緩和ケア医療をやっています。彼の話は、いろいろ心に残りました。彼が言っていた言葉の一つに'We are the medicine'という言葉があります。これは医者として非常に心に残りました。

私は、日本の大学の医学部で学んだ後、アメリカでは神経内科の専門的な教育を受けました。神経内科というのは、あとでお話ししますが難病の方が多くて、要するにキュア（治療）のない病気が圧倒的に多いのです。実際に出す薬がないんですね。例えばアルツハイマー病には、今は少し薬ができましたけれども、ほとんどはあまり劇的な効果はない薬しかありません。脳腫瘍もほとんど薬は効かないし、脳梗塞も薬はありますが、本当に効果は微々たるものです。神経内科医が出す薬というのは、ほとんどないと言っても極論では……。ちょっと言いすぎですね。ないことはないのですけれども、医者として出してはいるものの、本当にどの程度効いているのかなというような薬ばかりなのです。

しかし、マイケル・カーニーは'We are the medicine'ということで、そういうキュアのない、ケアのみかもわからない患者さんのベッドサイドにみずからが出向く。「私自身の体、存在が薬である」、'We are the medicine'ということを彼は言っている。この言葉が、ああ、なるほどと、すとんと腑《ふ》に落ちたことがあります。これは医者としては本当に大切なことで、薬さえ出しておけば、注射さえやっておけば、はい、医者の仕事はおしまい、みたいに、ともすればなりがちです。しかし、患者さんは、いろいろな意味で医者がベッドサイドに来ることを楽しみに待っている方が多いです。特に難病と言われるような治療のない病気の方こそ、医者がそばにいることが必要です。そのことを「医者自身がメディスンである」という言い方で言っていました。非常に心に残りました。

とにかくいろいろなことがあった一週間でした。もう本当に逃げ出したくなるような最初の二～三日から、最後のほうには、うーん、まあ、ちょっとやってみようかな、みたいな気持ちになって帰って来ました。

東京での毎月の例会

このプログラムは非常によく組織されていました。帰ったらおしまいではなく、毎月一回東京にメンバーが集まり、魂の痛み、喜び、というものを分かち合う会を持ちます。例会があるのです。例会に何割以上出席しないとだめという、厳しいきまりまでありました。それから宿題があります。八月のワークショップから二月のワークショップまで間が六カ月ありますから、その間遊ばせてくれないのですね。宿題の第一番目は、さっき言ったセンタリング・プレイヤーというメディテーション（瞑想）を毎日やることでした。それから二番目には、「魂の日記」と私は訳しているのですけれども、英語ではジャーナリングです。ジャーナル、日誌といっても、どうも本当の意味が伝わらないので「魂の日記」と訳しましたが、これがおもしろいんです。

ヘンリエッタ・アン・クラウザー（Henriette Anne Klauser）という書くことを指導する専門の人の講義がありました。書くといっても何をするかというと、皆さん朝起きますよね。何時に起きるか、いろいろでしょう。朝早く起きる方から遅い方もいらっしゃると思いますが、寝る前にまず枕元にペンと日記を置いておいて、朝目が覚めたらすぐに書く。寝ぼけ眼であっても、そのとき思いついたことを書くというのが宿題です。顔を洗ってからではだめなんです。目が覚めたらすぐに書くという。トワイライト（twilight）・ジャーナリングといいますか、朝一番に書くという、そういう宿題が二つ目。結局これは、寝ている間に、無意識に頭の中に、心の中に出ている思いをそこに書きなぐるといいますか、無意識のレベルの思いをそこに出すということがあったのかなと、今になって思います。その二つは必ずやらなければならない絶対の宿題でした。

もう一つはコミュニティー・サービス、つまり、地域で何か奉仕するということでした。奉仕といっても、今回の主題に関係することでした。そういうことでこのプログラムは非常にストラクチャーがしっかりしていまして、実践をしながら学ぶ、ということでした。本当に毎月の東京の例会は楽しかったです。千葉から東京まで、車で二時間ぐらい。私たちは夫婦で通いましたけれども、往復四時間、すごく楽しかったです。本当に安心して心の奥の痛み、悲しみ、苦しみ、喜びを共有できる、安心してそういうものを共有できるワーク、これをアイルランドのほうの伝統的なグループにちなんでケーリー・デー（Celi De）と呼んでいましたけれども、すごくよかったです。

ワークショップで勉強したことを報告して

一回目のワークショップから帰って来て、病院で何か報告をしなければならないだろうと考えていました。先ほど申し上げましたように、亀田病院でスピリチュアルケアを勉強してきたのは、少なくとも公に宣言しているのは私が初めてでした。どのように話をしようか、すべきかどうか、するのもちょっと怖いという思いもありました。医学というのはサイエンスですから、冷静に判断して計算してする部分が、かなり大きなウエイトを占めています。そういう中で、「スピリチュアル」という得体の知れない、ともすると誤解されそうな言葉を口にするというのは、どのように周囲に評価されるのか、こういうことは私の立場上ふさわしいことか、とか、私自身はそういうことを気にするほうですからいろいろ考えてしまいました。最初はしゃべらなかったのです。

ところが同じグループの同僚、部長クラスの人が、「西野先生、この間何かスピリチュアルケアの勉強会とか行ってきたと言っていたじゃないですか。どんなこと勉強してきたんですか。ちょっと教えてくださいよ」とか言うので、それではということで意を決して話をしました。

話したことは勉強した講義のまとめのようなことでした。私自身がスピリチュアルペインというものがあるのを初めて知り、勉強したこと。そして、リチャード・グローブスさんの分類によると痛みには、meaning pain（意味の痛み）、relatedness pain（関係の痛み）、forgiveness pain（赦《ゆる》しの痛み）、hope pain（希望の痛み）、という四つがあること、それからマイケル・カーニーが語った'We are the medicine'とか、印象に残った内容を三〇分ぐらいで話をしました。そこには、大体一五～一六人の医者がいたと思います。私がしゃべったことに対する、その直後の評価は散々でした。「それは西野先生、キリスト教の影響ですよ。これは日本ではだめですよ」、「うーん、やっぱりな」、みたいな感じで、評判はよくなかったです。正直、しょげちゃいました。言わないほうがよかったのかなと思いました。

ところが私の話が終わってみんながどっとドアを出ていったあと、一人の女医さんがやって来ました。T先生という研修医の女性です。医者になって二年目だったかな、一年目だったかな、忘れましたけども、T先生がやって来まして、彼女は見ると目に涙を浮かべているんです。どうしたのかなと思ったら、泣きながら「西野先生、きょうの話をもっと早く聞いておけばよかった」と、彼女が言いました。どうしたのか聞くと、最近看取った患者さんにこういう人がいたということで話をしてくれました。

その方は八〇歳の男性で、千葉在住の方です。ワタナベさんと言っておきましょう。地元の漁師の方です。T先生はこの八〇歳のワタナベさんの担当医になりました。ワタナベさんは漁師で、飲んだり、たばこをかなり吸ったり、体によくないことをしていたのでしょう、だんだんたばこのせいで肺が悪くなって、肺気腫になりました。呼吸がちょっと苦しくなっています。それから糖尿病もありましたし、心筋梗塞もやりました。腎臓もちょっと悪い。悪いところだらけ。

T先生が担当する二年前に胃カメラをやったら、がんが見つかった。がんといっても早期胃がんだったのですね。早期胃がんですから、ひょっとするとほうっておいても四～五年大丈夫かもわからない。そのときに手術をするかどうかということで、話し合いになったそうです。家族は、全員手術に反対した。あんたもう七八歳でしょうと。糖尿病はあるし、心筋梗塞やっているし、肺気腫はあるし、体ぼろぼろ。今から何年生きられるかわからないのに、手術しなくていいんじゃないのと、家族からおおよそそのように言われたそうです。でも彼は手術を受ける決心をして、二年前に手術を受けました。そしたら案の定家族の言ったように、寝たきりとまではいかないですけども体が非常に弱ってしまって、体力をめちゃくちゃ消耗してしまいました。免疫が弱って肺炎を繰り返すようになって、ついにかなり重症の肺炎になって入院してきて、T先生が担当になりました。

T先生が昼間の仕事が終わって、夜になって彼のところに行くと、彼がいろいろと身の上話をしてくれたそうです。奥さんがまたいい人で、腰が曲がった七八歳ぐらいの女性の方ですけれども、自宅を朝六時半に出て、バスに乗って三〇分揺られて亀田病院に来て、朝ご飯の世話をして、それからお昼前になったらまたバスに乗っておうちに帰る、お昼ご飯をおうちで食べて、また病院にやってくる。病院と家を一日二往復して、奥さんがずっと世話をされたんですね。ワタナベさんはご家族に対しては何にも話さなかったようですが、T先生には「早く死にたい」とか、いろいろ本音をしゃべったらしいのです。その中でT先生の印象に残ったのは、次のような言葉だったそうです。「胃がんの手術を受けずに、死んでおくべきだった。手術を受けたばかりに、妻や家族にこんなに迷惑をかけている。自分を許せない」。奥さんに対してワタナベさんは一言も優しい言葉をかけなかったのですが、そういう気持ちを、T先生にしゃべったというのです。

T先生の話を聞いて、ああ、このワタナベさんという人は「赦しの痛み」をものすごく抱えていたんだなということを、教えていただきました。

実は、先ほど言いましたように、意味の痛み・関係の痛み・赦しの痛み・希望の痛みと言ったとき、特に「赦しの痛み」と言った場合、ちょっと日本人にはぴんとこない。私の話にコメントした医師は、「キリスト教的だ」といった言葉に続けて、「赦しというのは非常にユダヤ的な発想であって、日本人にはとても合わない」ということを言われました。私もその場ではそうかなと思っていたのですが、T先生がまさに「赦しの痛み」を持っている患者さんがいたということを教えてくれました。T先生は「もっと早く先生の話を聞いておけばよかった」と、涙ながらに語ってくれました。

それを聞いて、私もびっくりしました。一つは、そういう「赦しの痛み」というのはやはり日本人にも当然いろいろあるのだなとわかりましたし、ある意味でT先生はスピリチュアルケアの初歩を、もう直感的に実践していたということがわかりました。ふだんの昼間の仕事が終わった後、夜、彼女はベッドサイドにいて、患者さんに寄り添って話を聞いていたわけです。別にスピリチュアルケアの教育を受けたこともないし、講義を受けたこともない。私が教えたこともないし、彼女は、スピリチュアルケアとか意識はしていないでしょうけれども、直感的にスピリチュアルケアの基本をやっていた。本当にすばらしい医師だと、私は思いました。

とにかく私の話はいろいろ批判はされましたけれども、一人の研修医からそういう話を聞いて本当によかったなと、私は思いました。

臨床でスピリチュアルケアの大切さを実感する

それから個人的にセンタリング・プレイヤーをやったり、「魂の日記」を朝寝ぼけて書いたりしていて、あとは毎月の例会に出ているうちに、少しずつ自分自身の痛みについても気がついてきたように思います。

ノボルさんを看取る

そうこうしているうちにいろいろ不思議なことがありました。十二月にある患者さんが入院してきました。ノボルさんと言っておきます。ノボルさんは八四歳の男性です。ＡＬＳという病気です。日本語でいうと筋萎縮性側索硬化症という舌をかみそうな名前なので、一般の方にもＡＬＳというふうに話をしております。日本ＡＬＳ協会というのもありますし、ご存じの方もいらっしゃるかと思います。筋肉がどんどんやせていく病気です。特に私がアメリカで研修しました神経内科領域の、難病の一つです。治療法はありません。

ノボルさんは東京の某大学病院でＡＬＳと診断されて、はっきりは言われていないけれども、余命年単位、数年と言われていました。非常に経済的にも恵まれて、家族にも恵まれている方でした。だんだん冬になって寒くなったので暖かいところで冬を過ごす、避暑ではなしに避寒目的で、亀田病院の理事長と間接的に知り合いだったこともあったようですが、亀田病院というい病院が千葉県の鴨川にあるらしいと、聞いていたようです。鴨川は暖かいからちょっと行ったらどうかということで、子供さんがお世話をして亀田病院に来ることになりました。理事長から電話がかかってきて「こういう人が来るので、西野君、ちょっと担当してくれないか」と言われて、私は「ああ、いいですよ」と気軽に引き受けました。避寒目的ということですので一週間か二週間、場合によっては一カ月亀田病院で過ごして、また東京へ帰るという予定でもちろん来られたと思います。

来てみると意外と病気が進んでいて、これは避寒だけでさっと東京へ帰ることは難しいのではないかなと心配になりました。それで、スピリチュアルケアの勉強を始めたばかりだし、ちょっとまねごとでもしてみようかと思いました。しかし宿題もいっぱいあるし、レポートも書かなければいけない。ではこのノボルさんに何かできることがあるかなということを考えました。スピリチュアルケアの基本は'be present'です。そばにいて寄り添うことです。ただ、医者というのは忙しいのです。いろいろな患者さんを抱えていますし、時間がないのですね。最初スピリチュアルケアの勉強を始めたときに、忙しい診療の中で本当にこれが実際にできるのか、タイムマネジメントができるのかなということは自問自答しました。

でもやってみなければわからないということで、まずノボルさんのベッドサイドに行くことにしました。この方についてはさっきのT先生じゃないですけれども、昼間の仕事が終わって夜の七時ごろにベッドサイドに行って、三〇分ぐらいですか、よもやま話をしました。それからライフレヴュー(life review)という、その人の人生を振り返るということが、テクニックというほどではないですけれども一つの方法としてあると聞いていましたので、ノボルさんの人生をいろいろ教えていただこうということで、大体一日三〇分ぐらいベッドサイドに夜行ってお話を聞きました。

ノボルさんは学校の先生として長い間勤め上げて、非常に尊敬されていた方で、三つぐらいの学校で校長もなさっておられました。特に体育関係では非常に有名で、六〇歳で定年を迎えたあとも体育関係の指導などで要職を歴任して、七〇歳で完全に引退したと。若いときから体はしっかりしていて、六五歳からゴルフを始めて楽しんでいたころ、ゴルフをしたらうまく球が飛ばないということがきっかけで、病院で検査を受け、最終的にこのALSという診断を受けました。

私も初めてでしたし、実際寄り添って何をしたらいいのかよくわからない状況でした。そのときの私はまだ興味本位というか、いっちょ練習してやるかみたいな感じで行っていたこともあって、ノボルさんの心がすごく開かれたという感じは今もってありません。それでもノボルさんの人生については、いろいろ伺うことがありました。どういう家庭に育ったか。父親はそば屋であったとか、母親からはお国のために尽くすようにという教育を受けたとかいろいろな話を聞いて、ああ、そういう人生を送ってきたのかということを、いろいろ知ることができました。

実は、避寒の目的で来られたのですが、最終的には十日間で亡くなってしまいました。あれよ、あれよという間に具合が悪くなってお亡くなりになってしまいました。亡くなる前にビールを飲みたいと言っているがいいのかと家族から相談がありました。それはいいですよということをお話しして、ビールも飲んでいただきました。そして、ビールを飲んだ明くる日に、状態が悪くなってお亡くなりになりました。本当に安らかな最期でした。CO_2ナルコーシスという状態でしたが、二酸化炭素がいっぱいたまって意識が亡くなり、すうっとお亡くなりになりました。

たった十日間の出会いだったのですけども、夕方に話を聞いて何となくノボルさんの人生を振り返ることができました。ノボルさんはこういう人生を歩んできてこういう最期を迎えられたのかと、何となく私もすごく親近感がわいたのを覚えています。とても印象的だったのは、お亡くなりになったあとに霊安室でご家族の方に面会していただいて、私はお別れをしたのですが、そのときに奥様が、すごく知的な方でしたけれども、こういうことをおっしゃいました。「西野先生、ありがとうございました。人間の温かみを求めて鴨川までやって来た気がします」。避寒目的で来たのですけれども、そういう最期になってしまったということです。しかし今思えば、人間の温かみを求めて、鴨川までやって来たような気がすると彼女が言ったのです。ご長男からは「亡くなる前の日にビールを飲めたのはよかったです。ありがとうございました」という言葉をいただきました。

奥様からそういう言葉を聞いて、私も本当に久しぶりに、医者をやっていてよかったなという気持ちが心の底からわいてきました。一人の人間にずっと寄り添って看取ったということで、医師としての充実感というか、なにか温かいものがわいてきました。二週間たって、奥様からさらに感謝のお手紙をいただきました。本当に私としてもよかったなと思いました。

見よう見まねで、興味本位でやったのですけれども、自分がそういう気持ちになったということに非常に驚きました。医者というのは長い間やっていると死が日常ですので、一人の人が死んでも何とも感じなくなる人もたくさんいますし、私もその一人でした。「昨日あの人が死んだよ」、「亡くなりました」「ああ、そうか」。毎日毎日患者さんが亡くなると、何の悲しみもわかなくなってきますね。どういうわけかこのノボルさんの死についてはすごく温かいものが残る死で、何なのかなと思いました。

ヨシオさんを看取る

不思議だったのは、ノボルさんが亡くなったのは十二月十八日で、その直後にもう一人ＡＬＳの患者さんが来られたのです。これは、すごく珍しいことです。それは十二月二十九日、仕事納めの日です。もう三十日からは休みなのですけれども、二十九日、今日が最後の外来ということで外来の診察をやっていたら、とても帰すに帰せない人がやって来ました。ヨシオさんという、七三歳の男性の方です。糖尿病で近くのお医者さんで診てもらっていたのですけれども、三カ月前からどんどん体重が減ってきておかしいと。どこかにがんでもあるんじゃないかということで胃カメラ検査を受けたり、大腸の内視鏡検査を受けたり、ＣＴを受けたりしたけれども、全然原因がわからないということでした。ちょっと開業医さんに相談したら、えてして開業医さんというのはいい直感をされているんですね。ある病院で検査を受けたのですけども、ちょっとそれはおかしいと思われたのです。そこでよその病院に行って精密検査したらどうかと勧められて、亀田病院に来ました。私の外来に突然あらわれたのですね。

このＡＬＳというのは特殊な病気でして、専門の医師が診ると一発で診断がつきます。私はヨシオさんが診察室に入ってきた瞬間に、この人はＡＬＳだと思いました。本当にこれは十二月二十九日、仕事納めの日でした。すでに非常に進行していて、お正月休みの間に症状が急変して死んでしまうかもわからないぐらいの状態でした。ですからこれは困った、今日で外来はおしまいだし、帰すに帰せない状態だし、診断結果をどのように話すかですね。診断を話さないと、余命幾ばくもないかもわからないし。がんの方ですと何カ月とか、一般には割と時間があるのですね。病気の種類によっていろいろケアの仕方も変わってくると思うのですが、同じＡＬＳでもゆっくりいく方もいるし、この方のように本当に最後の最後になって来られる場合はお話をするのが難しいです。お話ししないわけにはいかないので、おおよそこうこう、こういう病気ですと。もちろん命にかかわる病気で、入院されたほうがいいと思いますという話をして、入院しました。

年末年始だったのですけれど、私はお正月も元旦にはちょっと顔を見に行ったり、気にかけていました。一つは、いつ呼吸が止まるかわからないような状態だったからです。ＡＬＳの人というのは手や足の力も弱っていきますが、最終的には呼吸ですね。息をする筋肉がやせてきて、呼吸が止まって亡くなります。この方も、最終的には二週間ぐらいでお亡くなりになりました。この方も、ノボルさんのときにそういう経験があったので、年末年始であったのでゆっくりお話は聞けませんでしたが、できるだけどういう人生を送ってきたか、奥様の話も総合して理解しようと努力しました。学校教育はそんなにたくさん受けていない方ですけれども、ヨシオさんは鉄鋼関係の会社に勤めて、仕事を勤め上げて、二人の娘さんを学校にやって、しつけて、それぞれお嫁にやって、それから奥様と二人だけののんびりした人生を送っている最中に病気になりました。

ＡＬＳは、呼吸が弱くなってきたときに人工呼吸器につなげるかどうかという判断が非常に難しいのです。人工呼吸器につなげますと何年もその状態になります。亀田病院でも二十年近く呼吸器につながって生きていらっしゃる方もいます。呼吸器をつけないと、ヨシオさんはもう数週間で亡くなってしまうという状況でした。これは難しいですね。私も過去にいろいろＡＬＳの患者さんとそういう話をしてきましたが、多くの失敗をしてきました。なかなか理屈どおりにはいかないのですね。なかには長期間闘病している間に家族が離散してしまった方もあり、なかなか難しい思いをいろいろしてきました。

今回は、二人の娘さんはそれぞれ長男である方に嫁いでいて介護の期待はできそうにない。奥様も年をとっていて、腰が悪くて、体が弱くて、人工呼吸器につながったご主人を自宅で看取るような、世話をするような体力はないと。奥さんとしては生きていてもらいたいけれども、とても体力上世話ができないし、娘には頼めない。本人のヨシオさんはもちろんそういう状況はわかっていて、生きたいという気持ちもあるけれど、妻には世話にはなれないだろうな、娘には世話にはなれないだろうな、という状況です。それで呼吸器をつける、つけない、つける、つけない、ということでいろいろ悩んだと思います。私たちも悩みました。結局本人は生きたいという気持ちもあったのですが、はっきりつけてくれとは言わなかったのです。奥様のほうはつけて長生きをしてほしいけれども、面倒を見られないという現実の問題もあって迷っているという状況でした。そこはそのままにして、ちょっと私は様子を見ました。

数日後にヨシオさんはバナナが食べたいと言い出しました。そして、食べたいバナナを食べたあと軽い肺炎になり、軽い肺炎のあと呼吸が悪くなって意識がなくなりました。その時点で、本人はもう意思を表明できないような状況になりました。そこで奥様と話し合いをして、結局呼吸器にはつながずに、そのままお亡くなりになりました。

ヨシオさんの場合も、亡くなったあと、奥様が「主人と何十年と連れ添ってきましたけども、この亀田病院で入院していた二週間ぐらい、あんないい表情をした主人は見たことがなかったです」と、おっしゃったんですね。本当に、いろいろ悩みながらもすごく穏やかな表情をしていたということを聞いて、びっくりしました。ヨシオさんがお亡くなりになってから、奥さんと娘さんが二週間ぐらいしてわざわざ挨拶に来られて、「本当にいい最期でした。ありがとうございました」と言われました。

私も何も格別変わったすごいスピリチュアルケアをやっているわけでもないし、別にハープを弾いているわけでもないし、歌を歌っているわけでもないんですが、ちょっと本当に見よう見まねで患者さんの傍らに寄り添い話を聞くという初歩的なことをやっただけです。その二人のＡＬＳの患者さんが一カ月の間に連続して来られて、二人とも非常に満ち足りたよい最期を迎えられて、家族の人の間にも非常に温かいものが残ったということ、それから私自身の心の中に非常に温かいものが残ったということに、非常に驚きました。スピリチュアルケアというのは、本当にただごとじゃないなと。最初はうさんくさいし、けったいなものだと思っていたのですが、これは大変なことだと思うようになりました。特に医者としては非常に大切な問題であるということを、この二人の患者さんを通して認識するに至りました。

第二回ワークショップ「自分自身のスピリチュアルペインを知る」

そうこうしているうちに二月になり、二回目のワークショップでオレゴンに行きました。今回は、私はそういうつたない体験もありましたし、本当に真剣に初日から熱心にワークショップに参加して、講義も聞きました。例えばこの二回目のワークショップでは、自分自身のスピリチュアルペインを知るという意味で、「エニアグラム（enneagram）」というものがすごく印象に残っています。エニアグラムというのは聞かれたこともあるかもしれませんが、人間は九つの性格があるという考え方で、エニア

キリスト教の中でも指導とかカウンセリングにも応用されていると聞いています。

私自身はタイプ3、アチーバー（Achiever）になるようです。何かプロジェクトがあると効率よく目的を達成しようとする、人に評価して認めてもらうということに無意識にエネルギーが働くんですね。人にどのように評価されているかというのが、非常に気になる。そういう自身の性格が非常によくわかりました。自分の無意識のうちにそのように動いてしまうんですね。これは自分で心をどうしようもないというものです。パウロのそういう回想があります。

「わたしの欲している善はしないで、欲していない悪は、これを行っている。……わたしは、なんというみじめな人間なのだろう」（ローマ人への手紙七・一九―二四）。

自分の心でありながら自分の思うようにならない、なんとみじめな人間なんだというくだりです。この箇所を読むたびにいつも、私は本当に自分自身のそういうとらわれというものを思います。特にこの二月の二回目のワークショップでは、そのエニアグラムを中心とした、自分自身の無意識に起こる動き、スピリチュアルペインについて気づくことになりました。

それから、ドリームワークという、夢を解析するワークショップもありました。これも枕元にノートとペンを置いておいて、朝起きたら一番に夢を思い出したらぱぱっとそこに書くのです。人によってはテープレコーダーで吹き込んでもいいらしいですね。目が覚めてしまうと夢は忘れてしまうし、顔を洗うと全部すっ飛んでしまいますから、目が覚めたときにすぐ夢を書きとめる。特に寝る前に夢をちゃんと覚えておくというようなお祈りをすると、非常に覚えやすいようです。そんな冗談だろう、何か昔フロイトの夢の何かを習ったけれど、まゆつばものじゃないかなと思いましたが、自分自身やってみると、私の無意識にある、例えば父親に対する憎しみとか、自分の家に対するとらわれとか、そういうのが無意識の中に隠れていることに気づかされて、本当に驚いたことがあります。

コントロールできないスピリチュアルペイン

助けを求める

とにかく二回目のワークショップは非常に熱心にやっていると、やればやるほどその中で、自分がそれまで覆い隠していた――それまで私は努めて道徳的な人間として、立派な人間として、人格者として生きる、人に尊敬されるような人間になるというのをテーマにして生きてきたのですが――本当の無意識の中にある欲望、欲求、ねたみ、恨みつらみ、それらが、ばっと、パンドラの箱が開いたようにに出てきたんですね。ついには私の妻のみゆきさんに対するねたみ、恨み、そういうものがぶわっと出てきまして、ワークショップの三日目だったか四日目だったか、もう何か気が変になりそうになったのです。楽しそうにしているみゆきさんの顔を見るとうわっとやっかみの気持ちがわいてきました。自分自身こんなにもスピリチュアルペインを抱えていたのかということに気づくと、もうコントロールできなくなったんです。自分の理性で抑え込めなくなったのですね。

そこでもう自分自身ではどうしようもない、もうバンザイ、降参ということで、そこで神様に助けを求めました。もうどうしようもない、ものすごい痛みがどっと出てきて、本当に気が変になるか分裂するか、そういう状況になりました。そこで、これはもう神様に頼るしかないなということになりました。

その日、意を決して、一緒に行っていたキャロルさんとジムさんの部屋に行って話を聞いてもらいました。キャロルさんとジムさんはミッショナリー（宣教師）です。詳しくは覚えていませんが「キャロルさん、ジムさん、私はキリスト教をよくわからないけれども、洗礼を受けようと思うんだけども、どうですかね」とかなんとか、そんなことを言ったような記憶があります。そのときにキャロルさんが言ってくれた言葉は今でも覚えています。「もう洋《ひろし》の心には、イエス様がいらっしゃる」というようなことを、英語で言われました。

実は私はその二十年前、一九八七年からキリスト教には接触していました。アメリカに留学したのが一九八六年で、一九八六年の後半からみゆきさんがキリスト教に興味を持って教会に通い始めました。私も一緒に通い始めて、当時からそういう宗教とかには少し関心がありましたし、立派な人格者として生きるためにはキリスト教もいいのではないかな、みたいな思いがあったのかもしれません。教会に通うようになって、みゆきさんが洗礼を受けました。みゆきさんが洗礼を受けないうちは、私はよかったのです。キリスト教を勉強するのはいいだろうと。しかし、洗礼は受けるなよと、それは別だということでした。うちは仏教の家であり、キリスト教はよくない、などすごく反対しました。

私の両親も反対しました。西野家は洋で九代目であると。そんなことはけしからんということで、親にも反対されました。そこで私もいろいろ反対しました。でも結局みゆきさんは洗礼を受けました。私は反対したものの、その後ずっと教会には通っておりました。みゆきさんと一緒に通っていまして、そこはよき夫の演技をしていたのかもしれませんね。よき夫というのは妻の行動を理解して、いろいろな宗教を受け入れるものだということで。あるいは私自身も、本当は心の奥底に引かれていたところもあったのかもわかりません。

とにかく一九八七年から二〇〇七年まで、二十年間私は教会によく通っていました。普通のクリスチャンよりも、まじめに通っていたのではないかなと（笑）。時々、あのクリスチャンは今日教会に来ていないな、みたいな。事によると、『聖書』も私のほうが余計読んでいるかもしれません。しかし、二十年間教会に通っていたのですけども、洗礼を受けなかったんです。私の心は閉じていて、ずっと拒否してきました。みゆきさんとは時々洗礼を受ける受けないという話にもなりました。進化論の話でけんかを吹っかけたり、クリスチャンの人は考え方が狭いとか、一神教でほかの宗教を受け入れないとか、いろいろなことを理由に挙げて二十年間抵抗して、洗礼を受けていなかったのです。

そして二十年後の二〇〇七年二月に至って、キリストを信じるに至るのです。言い忘れましたけれども、このオレゴンの学びは別にキリスト教ではなくて、インターフェースということで、ユダヤ教の人も来ていらっしゃいます。キリスト教、ユダヤ教など宗教にかかわらずスピリチュアルケアをやるというのが基本的な本旨です。ですから、詩編はユダヤ教とかイスラム教でも共通しているということでよく使われましたが、イエス・キリストの教えが出てくることはほとんどなかったのです。インターフェースということでちょっぴり安心して参加したこともあったのですが、私はオレゴンの勉強の中で、ものすごいスピリチュアルペインに出会って、本当にバンザイ、降参と。そこで神様を受け入れたときに、直接神様を受け入れたのか、イエス・キリストを通して受け入れたのかわからなかったんですね。とにかくキャロルさんとジムさんのお部屋に行ったらそういうふうにキャロルさんに言っていただいて、二人で簡単なお祈りをしていただきました。

永遠の命につながる

お祈りをしていただいて、そのときはすっとした感じで特別劇的な変化はなく、その後自分の寝室に戻りました。その夜のことですが、非常に不思議なことが起こりました。みゆきさんと一緒にベッドで寝ていたのですけれども、一〇時ごろだったでしょうか。ちょっとこれはスピリチュアルケアということでかなりプライベートなことを申し上げて恐縮なんですが、魂の領域にかかわることですので、そこはあしからずご了承ください。二人でベッドに寝ていて、一〇時ごろだったと思います。なぜか私が突然みゆきさんの胸にうつ伏して、うわーっと泣き始めたんです。あんなに号泣したことは一度もないし、何で泣いたのかわからないのですけれども、突然みゆきさんの胸にうつ伏して号泣しました。みゆきさんは私を抱き締めてくれました。何であういうふうになったのかわからないのですが、ものすごい号泣をしました。

不思議なことに、そのあと何か永遠の命につながったという実感があったのです。感覚の問題ですが、何かわからないのですけれど、永遠の命につながったと実感したのです。あとでみゆきさんは、そのときはイエス様が子羊を抱いているような、そういうイメージがわいてきたというようなことを述懐していました。何か私も永遠の命につながったという、不思議な感覚がわいたんですね。それには驚きました。

そのあとは、ぐっすり寝ました。明くる朝起きたら、びっくりしました。外が銀世界になっていました。雪が降って、あたかも私の罪が清められたかのごとく、非常にきれいな銀世界になっていました。その明くる日から、本当にいろいろ不思議なことが起こり始めました。例えば、とりあえず明くる日、研修会に行きましたら、東京から一緒に参加しているクミコさんという女性から「西野先生、何かあったんですか」と。「いや……」と答えましたが、「何かお顔が違いますよ」と彼女が言ったんです。「えっ」。クミコさんは礼を失しないように、ドクターなので先生と呼んでくれるのですけれど「お顔が違いますよ」と言うのですね。クミコさんは一晩の間に私に何が起こったか全然知らないのですけれど、そういうことを彼女に言われて、私も二度びっくりしました。

それから、もう本当に驚くようなことがありました。神経内科の、脳を専門にしている医者が言うのもおかしな話ですが、スライドの絵が飛び出してくるように見えたり、山が動いているように見えたり、鳥が語りかけてきたり。本当に、驚くようなことがいろいろ起きました。この辺のことはあまり深く話さないし、ここになるといつも『聖書』の中でイエス様がいろいろな癒やしのわざをなされたあと、人に話してはならないということを言われているところを思い出すのですね。本当に医者でありながら、脳の科学を相当勉強してきた医者でありながら、本当に不思議なことがいろいろ起こり、目からうろこというか、世界ががらっと変わるような、この世界が全部神様のメッセージとして動いているような不思議な体験をしました。

このように、この二回目のワークショップはものすごい経験で、これを英語ではトランスフォーメーション（transformation）という言葉で表すようですが、この翻訳に本当に困りました。本当に劇的な変化ですね。そういうものを私は経験させていただきました。

日本に戻り洗礼を受ける

日本に帰って来たのですが、やはり帰って来てからも、何か半信半疑という感じでした。何度も言いますように、このリチャードさんの会はインターフェースで、キリスト教の会ではないので、直接神様を信じたのか、イエス・キリストを通して神様を信じたのかよくわからないような状況で帰って来ました。帰って来てから所属する教会の礼拝堂に行って、一人で座ってお祈りをして、ふと十字架を見上げたらまた驚くようなことがありました。申し訳ないですが、ここはお話しすることはできません。そこで起こったことによって、私はイエス・キリストを通じて神様に出会ったんだということを、初めてそこで確信いたしました。

そこで私は正式に洗礼を受けることにしました。日本では聖公会の教会に通っていましたので、所属の司祭に話をして、二カ月後の四月に洗礼を受けました。二十年間抵抗をしていたのですけれども、不思議なことにアメリカのオレゴンでそういう会に出会って、洗礼に導かれました。

スピリチュアリティというものはいろいろあると思うので、ちょっと怪しげなこともあると敬遠していたのですけれど、私自身がそういう不思議なものを経験させていただいて、ある意味、しるしと言いますか、わからず屋ですのでそういうものを見せていただいたのかもしれません。その経験をさせていただいたがゆえに、本当に奥深いものがあるということに確信が持てました。

そのようにあまりにも劇的な経験をしたので、聖公会の洗礼名をつけることになり、洗礼名をどうしようかと考えていたとき、みゆきさんから「パウロにしたらどう?」と提案されました。パウロは何か「小さい」という意味もあるらしいですね。私は大きいことをやりたいのですけれど、小さいことを大切にするという意味を込めて、パウロという洗礼名にさせていただきました。

そういう劇的な経験をして、みゆきさんとは長い夫婦生活でしたけれども、本当の意味で、魂のレベルで初めて夫婦として再出発ができたな、という思いをしました。

院内でスピリチュアルケアの勉強会を始める

それからもう二回、夏、冬と四回のワークショップ、それからその間の例会などに、ずっとかかわってきました。

不思議な体験をさせていただいて、本当に替えがたいものを私はいただいたのです。それで何とか報いたいという気持ちもありますので、病院の中でスピリチュアルケアの紹介をしたいなということに積極的になりました。一つは、このリチャードさんが書いているテキスト、Henriette Anne Klauser, Richard F. Groves, *The American Book of Dying : Lessons In Healing Spiritual Pain* というのがあるので、その抄読会を毎週始めました。そのころにはちょっと何か少し勇気が出てきて、亀田病院には職員が二千人ぐらいいるのですけれども、全員に院内メールでメールを流して、スピリチュアルケアの勉強会をやるから、抄読会に来る人いませんかということで声をかけました。びくびくしていましたけれども、四～五人の人が集まって、ぼつぼつ抄読会が始まりました。

それから、私は研修医の教育がテーマで、ずっと若い医師の教育をやってきていたのですけれども、このスピリチュアルケアを知るに至って、私の研修教育はまったくなっていなかったと反省しました。若い医師に対してどのようにスピリチュアルケアということを紹介し、教えるかというよりも、一緒に学ぶ、関心を持ってもらうことができないかをテーマにして、いろいろやるようになりました。

一番は、せっかくリチャードさんから本当にこの会を通して人生でかけがえのないものをいただいたので、何かお役に立ちたいということで、この本を日本語に翻訳することを思い立ちました。春秋社から『実践スピリチュアルケア――病む人の心に寄り添うために』という本にして、二〇〇九年に出版させていただきました。

出版に際して——母のトランスフォーメーション

一つこの本に関してお話をします。翻訳がおおよそできて、表紙の写真をどれにするかという話になったのですね。編集の方から二枚写真が送られてきました。一つは林で、木がいっぱい立っている写真。もう一つは、この写真だったんです。これは夕日ととるか朝日ととるか、いろいろ分かれると思いますけども、私は直感的に夕日、夕焼け、朝焼けではなくて、夕焼けだと感じたのですね。即決で私は、この夕焼けの写真にしました。なぜかというと、この写真が送られてくる数日前に、犬の散歩ですばらしい夕焼けに出会っていたからです。鴨川の田舎で、家がまばらにしかないところで、犬の散歩コースには絶好なので、私は夕方散歩をしていました。日が沈むころで、ちょうどすばらしい夕焼けに出会ったのです。私は立ちすくんで、十分ぐらいこの夕焼けをずっと見ていたのです。

そのとき、すごくびっくりしたんです。お日さんが西に沈んでいって、雲がぱらぱらとこうあったんですね。最初雲は灰色だったんです。灰色の雲があって、こっちに夕日が沈んで。夕

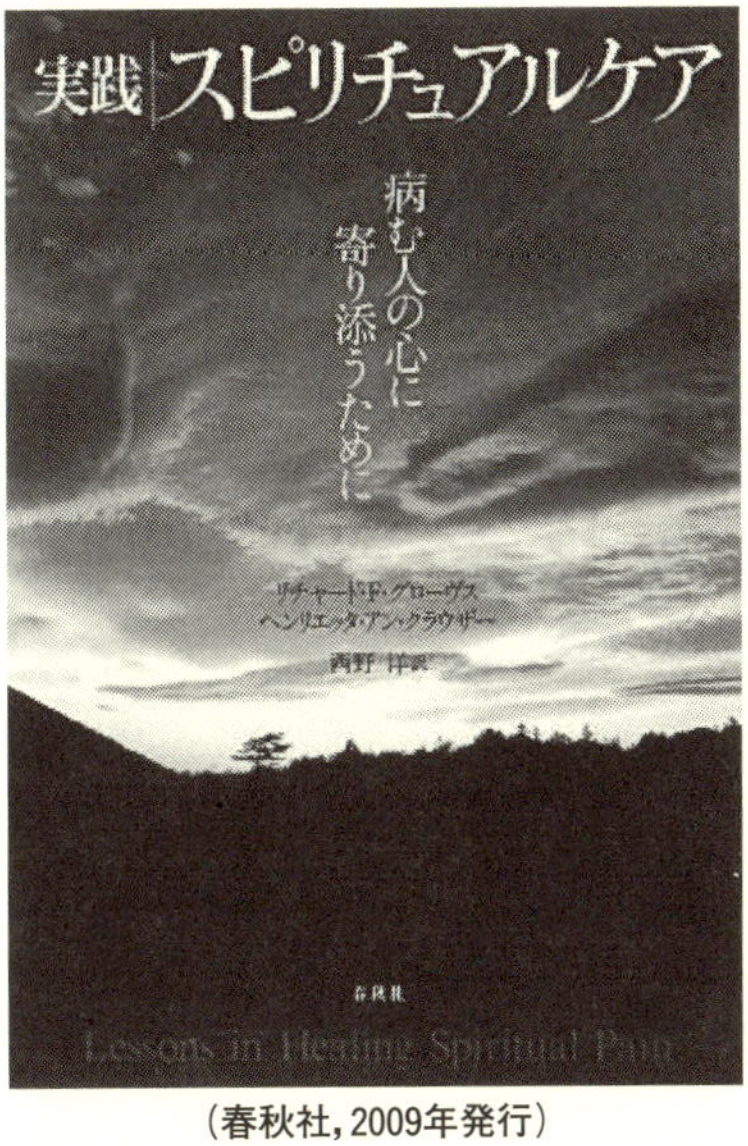

（春秋社，2009年発行）

日がいよいよ沈むというときに日がぱあっと当たって、灰色だった雲がぶわあっとものすごく明るい色、バラ色に変わったんですね。私は、それを見てびっくりしました。そこで思い出したのは、母親のことなのです。

母親は先ほど申し上げましたように肝臓がんで亡くなりましたが、やはりいろいろ嫁しゅうとめとか、おじ、おばのこととかで人並みの苦労をして逝きました。ところが、その最後の六カ月でいろいろ心境の変化があったようです。私が四～五日病院に泊まり込んで付き添いをしたことがありますが、そのとき、私にいろんなことを少しずつ話してくれました。一つは「洋、いい人生だった」と、ぼそっと言ったんですね。いい人生だったと。それを聞いて、本当にびっくりしました。しゅうとめに対してはいろいろ思いがあったし、苦労してきたし、人並みでいろいろな苦労もしてきた人生だったのですけど。ただ、最後の半年になって、本当にいい人生だったと。自分の人生を振り返って母親が言っていました。

そのときの言葉がぱっと浮かんできて、この灰色の雲というのは母親の人生で起こったいろいろ暗い出来事、つらい出来事のように私には見えたんですね。ところが母親が死ぬ一瞬、数カ月の間、突然光り輝いたんです。人生の黒い雲が、バラ色に輝いたんです。私はそういう母親の最期を見て、本当につらい人生のこともあったけれども、それがすべてよしとされる、我々にも輝いた、そういう最期を母親が送ったということで、母親の最後のトランスフォーメーション、ゆっくりとしたトランスフォーメーションだったと思うのです。それがこの夕日に象徴されている気がしたんですね。夕日を見たときに、ああ、母親の六カ月はこういう感じで、つらい人生の黒い雲が亡くなる数カ月バラ色に輝いたんだと。私はじーんと立ちすくんでしまったのです。

その数日後に編集の方からこの写真が送られてきて、これだと思って、一発でこれに決めました。何かスピリチュアルケアを少し勉強したりすると、そうしたいろいろな自然のことや、何げないことが深みを帯びたりして感じられることがあります。

編集の方につけていただいた副題「病む人の心に寄り添うために」というのは、最初これは「病人の心に寄り添うために」かなと思っていたんですけれど、これは病む、人の心、つまり私の心も病んでいるので、私の心にもまずスピリチュアルケアが必要なのだなと考えさせられました。

穏やかな最期のために

赦しの痛み

母親の最後のほうの言葉でいろいろ残っているものがあります。驚くようなことを母親が言いました。それは、「洋、おまはんが大学生のころに、あまり小遣いをあげれんかったな」と。そんなことを言ったんです。私は、えっ、何を言っているのかなと思ったんですね。私がもう三十年ぐらい前の話を母親がぼそっと、病院のベッドで私に言いました。母親が何を言いたかったかというと、母親が嫁いできて私が生まれたのですけれども、当時まだおじ、おばが大学生だったんですね。ですから母親はおじ、おばの学費とか、弁当をつくったり、そういうこともやっていましたものですから、経済的にかなり苦しかったのです。ということで、自分の息子である洋に十分な小遣いをやれなかった、それが本当に申し訳なかったと、母親は思っていたみたいなんです。

だから三十年間、ずっと母親にその気持ちがあったらしいのです。要するに「ごめんなさい、許してください」ということを、母親は私に言いたかったのですね。「あのときもっと小遣いをやっておいたら、おまえも自由に、楽しくできただろう」ということです。そういうことで「小遣いをあまりあげれんかったな」ということを私に言いました。私は「お母さん、そんなん全然気にしていなかったよ」ということを言ったのですけども……。

結局それはアメリカ流に言うと、母親からは“Please forgive me.”「私を許してね、小遣いを十分あげられなかった、許してね、ごめんね」と。私は、「そんなの気にしていないよ」と。“I forgive you.”日本語では「許します」とは言いませんけれども、「そんなの気にしていないよ」と。ただ、それは母親にしては一大事だったわけですね。三十年間、ずっと心の中に抱えていた「赦しの痛み」だったわけです。三十年後、亡くなる直前になってそれを私に言って、私が「そんなの気にしていないよ」と言ったので、母親は「そうかい」と言って安心したんですね。

そういうことで、またこの母親から、やはり人間というのはいろいろな「赦しの痛み」を持っているのだなと教えられました。病院のある先生には、赦しの痛みというのはキリスト教的だとか西洋的だとか言われましたが、日本人にもそういうのは本当にあちらこちらあるなということを、母親の死を通して教えられました。

大切な4つの言葉

アメリカにアイラ・バイアック（Ira Byock）という、アメリカ緩和ケア学会の初代会長を務めたユダヤ系の医師がいます。彼はいろいろな本を書いています。*Dying well : the prospect for growth at the end of life*（『満ち足りて死ぬこと――バイアック博士のホスピス』三浦彊子訳、翔泳社、一九九七年）の著者です。その中に、*The Four Things That Matter Most : A Book About Living*（『大切な四つの言葉』）という本があります。グッバイ、さよなら、最期の死のお別れをする前に四つの大切な言葉というのがあるといいます。彼が緩和ケア医として多くの患者さんを看取ってきた中で、こういう四つのことを言うと何かいい最期を送ることができるようで大切だと、本にしています。

一つがいま言いました **"Please forgive me"**「私を許してください」ということですね。これを、母親は私に言ったわけです。それから二つ目には **"I forgive you"**「あなたを許しますよ」と。ただ、日本語では「そんなこと気にせんでいいよ」とか「大丈夫よ」とか、そういう言葉になるかもわかりませんが、深い意味としては **"I forgive you"** ですね。三つ目が **"Thank you"**「ありがとう」。四つ目が **"I love you"**「愛しています」です。この四つ目は日本人には、今の若い人以外はなかなか言いにくい言葉かもわかりませんね。でも、それは多分、日本人の場合は、サンキューとアイラブユーというのが一緒になっている場合が言葉としては多いと思います。

母親の言葉を思い返してみても、アイラブユーと直結するような言葉はなかったのですが、サンキューと一緒になったような言葉がたくさんありました。この四つの言葉を言って亡くなると、亡くなった人も穏やかに逝かれるし、見送ったほうも後に温かいものが残るということです。

これは私の母親の最期を振り返ってみても、「お小遣い少なくてごめん」と、「お母さん、気にしていないよ」と、多分母親がそれを言えたこと、また私が「気にしていないよ」と返事をしたことで、きっと心の重荷が一つ取れたのだと思うのです。こういう四つのこと、これを意識して、ベッドサイドで見ていると、いろいろな気づきがあります。

自分自身のスピリチュアル・ヘルスのチェックを

とにかく、こういうスピリチュアルケアの学びを通して私自身も驚くような経験をしました。今の私は本当に忙しい臨床で、別にホスピスをやっているわけでもないし、スピリチュアルケアをやっているわけではないのですが、スピリチュアルケアの大切さということ自体は、私個人の体験を通して、また、母親の死や患者さんからいろいろ教えていただいて、確信を持っているところです。

『実践スピリチュアルケア』を翻訳はしましたけれども、とりあえず私は、もう自分自身のスピリチュアルペインにまず寄り添う、それで精いっぱいというのが日常です。一応毎日、自分の中にはどういう痛みがあるのかなというのを振り返って、いま自分はmeaning、意味を感じているかなとか、relatedness、関係、きずなの点で何か痛みを抱えていないかなとか、あるいはforgiveness、赦しの点で何か痛みを抱えていないかなとか、hope、希望を持って生きられているかなとか。自分のスピリチュアル・ヘルス、スピリチュアルな健康状態をチェックしています。

リチャードさんは"Take a spiritual pulse"と言います。脈をとる、テーク・ア・パルスというのがありますね、脈を診る。それと同様に、自分のスピリチュアル・ヘルスを"Take a spiritual pulse"と言って、スピリチュアルな面、自分の心の奥底、魂の健康状態を日々チェックする、それで精いっぱいという状況で、できるだけ努力しているところです。

自分のスピリチュアルペインを表に出すきっかけ、動機

先ほどお話しした東京での月例会では、自分のスピリチュアルペインを一挙に出したわけではなくて、段階的に徐々に出してきたというのが本当のところです。その一番の理由は、八人の人が集まってつくる、サークル・オブ・トラスト（Circle of Trust 信頼の輪）というものがあったからです。すごくいい例えを聞いたのですけれども、人間の魂というのは林の中にいるシカのようなものだと。林の中のシカというのはちょっと物音がしたりすると、もうささささっと逃げて、隠れてしまう。魂というのは本当に後ろのほうに隠れて、なかなかぱっと顔を見せないんですね。シカですから、ささっ

と隠れてしまうんです。なかなか私の魂も、全貌をさらけ出すというのは怖いし、恥ずかしいような気もして、なかなか出すことができませんでした。

ただ、この月例会のサークル・オブ・トラスト、ケーリー・デーとも呼ぶのですが、そこでは前もって約束がしてあって、絶対にそこで聞いたことは人に話さない、それから絶対コメントしない、あるいは助言もしないことになっています。それから、そのキャロルさんを中心として、そういう環境づくりですね。広い意味での儀式、要するにそういう自分の怖がりの魂がさっと出てこられるような、静かな、穏やかな、守られた、安全な、そういう場がやっぱり必要です。そうじゃないと山の中のシカのようにさっと逃げ込んじゃうんですね。月例会では特にそういう面に配慮した、前もっての取り決め、それからそういうキャロルさんたちの準備があって、そういうところでお互いに本当の心の底から話をすることができるようになります。

お互いにその八人の人はそういう学びをしているわけですから、初対面だったのですけれども、徐々にそういう雰囲気の中、約束事、守られた環境の中で自分の本当の気持ち、魂の痛みについて共有する。ただし、だれもそれに批判もしない、アドバイスもしない、何もしない。そういう会で努力して、少しずつここならしゃべっても大丈夫かな、みたいなかたちで少しずつしゃべるようになった。そういう場が、月例会という形で用意されていた。それが一つあります。

それから二番目には、やはり私の最大のパートナーの存在ですね。みゆきさんがいますので、毎日家で話をするんです。ご飯を食べながら、できるだけ自分のペインを含めて話す。いろいろなペインがあるんですけれども、もっぱらエニアグラム関係の、自分の無意識に働くドライブのほうが多かったですが、そういうことをパートナーと毎日食事をしながら話をしました。一応妻ですから、安心して話ができる。この学びをする前それは隠していたのですけれども、隠していたことも話をするように、最初はやはり努力が必要です。そういうことの中で少しずつ自分のことを笑いながら話をできるような関係が築かれていきました。最初から話ができたということではなく、徐々にできるようになったということです。

それが実態で、そういう環境づくり、場がないと、簡単にはスピリチュアルペインについて話すことは難しい。自分のスピリチュアルペインはこうですよみたいに、普通の人はまずしゃべれないと思います。私の場合も長い間にそういう関係づくりができて、徐々に話をすることができるようになりました。もちろん今でも全部言っているかというと、言っているわけではないですけれど。そのように少しずつ、段階的にというのが私の体験です。多分これは個人差がもちろんあると思いますので、あくまで私の経験です。

■現在私が実践するスピリチュアルケア

現在、私は亀田病院から小さな病院に移り、そこでやっとなれたところです。そこではスピリチュアルケアを、病棟あるいは外来ではやっていません。むしろ、私の妻のほうが実践をしていると思います。ただ、私が三月まで勤めていました亀田総合病院では、キリスト教の病院ではありませんがチャプレンがいて、患者の相談を受けています。また、みゆきさんが緩和ケアチームのボランティアとして、ハープと歌で亡くなる方に寄り添うということを実践しています。彼女のほうが実践をしています。そういうかたちで、患者の一部にですけれどもサービスを提供しているというのが実情です。

最後に、スピリチュアルケアについて一つ申し上げたいのは、一番最初にリチャードさんから教わったように、まず自分自身のスピリチュアルペインに向き合うことです。それがやはり基本のような気がしています。だから私自身が私自身のスピリチュアルペインに向き合って、スピリチュアルな健康度をチェックして、病棟あるいは外来で診療に当たる、人と触れ合う、それが基本であると思います。外来であっと驚くようなスピリチュアルケアは何もしてはいないですが、自分自身のスピリチュアルケアをすることには多少努めていまして、ひょっとしたらその結果何か患者にはいい影響があるのではないか、少なくとも悪い影響を与えていないのかなと思っています。

悪い影響というのは、スピリチュアルペインというのは伝染するというか、うつることがあるのです。よく周りを見渡すとそういうことがわかると思うのですけれど、ものすごくスピリチュアルペインを抱えた人がいると、接触した人が同じようにペインを抱えてしまうことがあります。逆に、本当にスピリチュアルケアをして心が開かれた状態になると、ポジティブな、いい意味でのさざ波効果があらわれます。ripple effect と英語では言っていますが、さざ波のように、池にぽちゃんと石を投げ込んだらふわっと広がるように、波が広がる。悪い波も広がるし、いい波も広がる。まずは私自身がスピリチュアルペインを抱えて、悪い波を及ぼさないように、できることならばよい波動を及ぼすことが基本かなということで、私がとりあえず努力しているのはその辺のことです。

本当に最初に申し上げましたようにナラティブで、語りになってしまったと思います。別に私は理論家でもありませんし、もう一度申し上げますが、かなり個人的なこと、プライベートなことを申し上げて、ひょっとしたら不快に思われた方もいらっしゃるかもわかりませんが、どうしてもこのスピリチュアルケアとなりますと、魂、心の奥の問題になります。本音を語ろうとするとそういうところが出てきてしまうものですから、そこをご了承いただけたらと思います。

（二〇一〇年十一月十九日、新都心ビジネス交流プラザ）

生きる意味を求めて

――ホスピスの経験から考える

窪寺　俊之

ここには、小学生から高校生までの保護者の方々がおられるとうかがっています。本日は、子どもたちの教育をどうするかということではなく、私たち自身がひとりの人間としてどのように生きるのかを、ご一緒に考えてみたいと思います。私は、以前、大阪にあります淀川キリスト教病院のホスピスでチャプレンをしていたことがありますので、そのときに経験したことをご紹介しながら、死というだれもが避けることのできない現実に直面しながら、生きる意味は何であるのかという問いをめぐってお話ししたいと思います。

現代は、さまざまな点で大変豊かな恵まれた時代と言えると思います。しかし生きる意味がなかなか見いだせない、生きることがつらいと感じておられる方も多くいるのではないかと思います。心の病に苦しんでいる方が増えている、自らいのちを絶ってしまう人々が年間三万人を超えていて、その数が少なくならない、など、さまざまな例を見ることができるでしょう。例えば試しに、インターネットのアマゾンで「生きる意味」という言葉をタイトル、サブタイトルに含む書籍を検索してみますと、一〇〇冊ほどあるようです。また「生きづらさ」を検索してみますと、二三〇点ありました。「生きる意味」を考える書籍がこれほど多く出ている背景には、多くの人びとが生きづらく感じている、生きる意味を見いだせず悩んでいる、苦しんでいるということがある、と言えるのではないでしょうか？

聖書の言葉

生きるうえで必要なもの

さて、最初に聖書の言葉から始めたいと思います。
マタイによる福音書四章四節に次の言葉があります。

人はパンだけで生きるものではない。神の口から出る一つ一つの言葉で生きる

実はこの言葉は「生＝いのち」を語った言葉です。「いのちを生きる」ということです。「いのち」

にもいろいろあります。「つらい、つらい」と言いながら不平不満ばかり言って生きる人もいます。一方、人のために一生懸命に尽くしながら、それを誇らずに生きる人もいます。また、苦難や重荷がありながらも、それをしっかりと受け止めて、輝いて生きる人もいます。このマタイによる福音書四章四節は、自分の人生をどのようにして「生きる」かを考えさせてくれますし、新しい示唆を与えてくれるものです。

私たちはつらい人生を望みません。できれば、物質的にも、家庭的にも、社会的にも平安な人生でありたいと願います。現実は困難や苦難が多いのですから、その人生をどうやって生きるのかが大きなテーマです。それはさらに言えば、自分の思い通りにならない、いや、むしろ、苦難の多い人生をどうやって輝かせるかがここでのテーマです。その道を聖書は教えてくれます。神の口から出る一つ一つの言葉で、人は慰められ、励まされるのです。

ここで注意したいこともあります。「人はパンだけで生きるものではない。神の口から出る一つ一つの言葉で生きる」を読んで、この聖書は、「人にはパンよりももっと大切ものがある。それは神様の言葉だ。神様の言葉さえあれば、他のものはいらない」と大胆に解釈する人がいるかもしれません。それは誤解です。

この聖書の言葉は、人が生きるにはパンが必要だと認めています。パンだけではなしに、暖かい家庭も、生活を支えることのできる仕事も、心の和む人間関係も必要です。けれども、それだけでは生きられないと語っているのです。では何が必要なのか。神様の口から出る言葉が必要だと言っているのです。

私たちの「いのち」は「肉体的生命」だけではありません。「精神的いのち」もあります。つらいことや悲しいことがあると、こころが暗くなります。頑張らなくてはと自分に言い聞かせても、体が動かないことさえあります。私たちの周りに引きこもりや不登校の子供たちが増えていることを見るだけで、私たちは、肉体的生命だけではなく、精神的いのち、こころを持った生物だとわかります。

私たちには、自分の生きる意味・生きがい・希望（これらは内なる力を外に引き出す要因です）、慰め、励まし、愛（外からの働きかけ）が必要です。私たちは精神的生物だからです。また、人から評価されることや、社会的に認められることも必要です。それは社会的存在だからです。

子どもたちが心豊かに育つには、両親の愛情が不可欠です。無償の愛情に育てられた子どもには、明るさがあり、強さがあり、素直さがあり、人への信頼があります。これらは人生を生きるときの心の財産です。この内的ないのちを豊かに持つように育てるのが両親の責任でしょう。

神様の言葉に生かされる

私たちはいま「肉体的生命」「精神的いのち」があることに注目しておく必要があると言いました。

ではそれだけ知って守っていれば十分かといえば、そうではないのです。現実の生活はもっと複雑で、人間の計算や計画通りにはいきません。肉体的生命だけでなく、精神的いのちも必要ですが、それだけでも生きられないと聖書は言っています。人は神様の言葉を必要としていると聖書は教えてくれます。聖書は私たちに与えられたいのちを生きる道を示しているのです。

限界や弱さをたくさん持っている私たちは、思いはあるが、人間の弱さや限界のために不本意に間違いや罪を犯してしまうこともあるのです。与えられたいのちをないがしろにしてしまうのです。本当に悲しい現実です。自分の願いや思いを実現できない人間がいのちを意味あるものとして生きるには、もっと別の助けが必要です。

聖書はそれが「神の口から出る一つ一つの言葉」であると言います。無力になってしまう人間を慰め、励まし、希望を与えてくれるのです。人から見捨てられても神が救い上げてくれると教えてくれます。旧約聖書イザヤ書四九章一五―一六節の言葉は、私たちが絶望したときに、天からの声をもって生き返えらせてくれます。

たとえ、女たちが忘れようとも、わたしがあなたを忘れることは決してない。
見よ、わたしはあなたを　わたしの手のひらに刻みつける。

ここには、この世で最も信頼できる母親でさえ私のことを助けられないことがあったときでも、神様は、決して私を見捨てることがないと語られています。どのような事情で私を助けられないのか詳しい説明はありません。戦争、火災、地震、事故が起きたのかもしれません。母親の力の範囲を越えた出来事が起きたのでしょう。母親は私を助けられなかったことで心を痛めます。一人ぼっちになった私を神様は救い出してくださるのです。神様は私を手のひらにすくい上げてくださるのです。神様の手のひらに「刻みつける」(口語訳「彫り刻んだ」)とは、彫り物で傷つけることで、神様は自分の手に私の名前を彫り付けてくださっている。私を忘れることがないように痛んでくださったというのです。この愛の中で私は生きることができると聖書は言います。

ホスピスから学んだこと

最初に申し上げましたように、私は以前、淀川キリスト教病院でチャプレンをしていたことがあります。がんの終末期を迎えたたくさんの方がたにお会いしました。今から二十六年前です。今は二百以上のホスピスや緩和ケア病棟がありますが、当時は日本で浜松の聖霊ホスピスと大阪の淀川キリスト教病院にしかホスピスはありませんでした。

一九六七年、ソーシャルワーカーで、看護師で、医師であったシシリー・ソンダース(Cicely Saunders）が、イギリスのセント・クリストファー病院にホスピスを創設しました。

日本では、独立した病棟としてのホスピスは、静岡県浜松の聖隷三方原病院に聖隷ホスピスが一九八一年にできました。大阪の淀川キリスト教病院ホスピスは、一九八四年にできました（実質的ホスピス・ケアは一九七三年より始められていました）。ホスピスは、終末期がん患者が遺されたいのちをその人らしく生きることをお手伝いする施設です。

今は、がんは治る病気になりました。当時は、がんは治らないと言われて死を覚悟しなくてはならない病気でした。今でも死亡率の高い病気ですが、早期発見すれば治る病気になりました。ガン特有の痛みである疼痛は鎮痛剤でコントロールできるようになりました。精神的苦痛は、スタッフ全員でそのつらさを一緒に背負ってくれます。病気を抱えつつ、意味のある人生を送ることができるように助けてくれる所がホスピスです。

特に、現代医学が治療と延命のみを目的にしているのに対し、ホスピスは全人的医療を目指しています。具体的には、身体的苦痛の緩和、精神的苦痛の緩和、社会的苦痛の緩和、そしてスピリチュアル（霊的）な苦痛の緩和の四つです。人間を人間として看る医療です。そこが、これまでの医療が人間を疾患としてしか看なかったこととの最大の違いです。患者さん一人ひとりの生き方や希望を最大限に大切にして、その人らしい人生を生きられるように援助するのがホスピスの理念です。

ひとの生きる三つの関係

淀川キリスト教病院でお会いした患者さんのことをお話しします。

ある日の夕方、一人の患者さんが来て、話を聞いてほしいと言ってきました。私はソファーに座っていただき話を聞かせてもらいました。患者さんは明日手術をするというので、不安と恐ろしさで、誰かに話したかったのです。脳腫瘍という病気で頭を開いて手術をするのが怖くて、自分一人では部屋にいることができないと言って、私の部屋に話しに来られたわけです。一時間ほど話し、やっと落ち着かれて、自分の部屋に戻って行かれました。

次の日は手術がありました。一週間ほどは回復室で過ごして、少し話ができるようになりました。そのとき、患者さんはこれまでに同じ手術を三度も受けてきたと言われました。なぜ、三度も同じ手術をしたかといいますと、この患者さんは多発性腫瘍という病気で、繰り返し腫瘍ができる病気だと言われたのです。それから患者さんは、「私はこの病気と一緒にしか生きることができないのです」と言い、それからしばらく沈黙してから、「先生、自分の人生を引き受けて生きるってしんどいですね」と言われたのです。

「自分の人生を引き受けて生きるってしんどい」というその言葉が、私の心にずしんと重く感じられました。この患者さんは、自分に与えられた人生を引き受けることがつらいと感じているのです。病と一緒に生きる人生を負っている自分を強く意識しているのです。このことから私たちの生きる人間関係には、三種類あることがわかります。「我と汝」、「我と我」、そして「我と神」の関係です。

(1)「我と汝」の関係

私とあなたの関係です。人と人との関係です。子供や夫、妻や姑、友人や先輩などの関係です。私たちは、日常の生活はほとんどこの関係の中で生きているのです。

(2)「我と我」の関係

次は、私と私の関係です。実は「私と私」の関係ですが、いつも意識しているわけではありません。しかし、病気にかかって床に伏したり、あるいは、仕事に失敗したり、思いがけない不幸がやってくると、私たちは「どうしてこんなことが自分にやってくるのか」と悩みます。自分に与えられた病や不幸を受け入れることが非常に困難です。「自分の人生を引き受けて生きるってしんどい」という思いになります。

自分が嫌になることがあります。自分自身をありのままで愛することができなくなります。それと同時に、人が良く見えたり、あるいは、人が羨ましくなったり、嫉妬したりします。この自分の人生よりも他の人の人生が良く見えてきます。人の能力や容姿を見て、羨望を抱いて、自分を惨めに思うことはないでしょうか。私自身はあります。能力の優れた人を見ると、悔しく思い、自分を惨めに感じます。それが人間だと思います。

では、その自分はどうやって生きればいいのでしょうか。惨めな思いで生きるのは情けないですね。しかし、私たちの周りには、そんな思いで生きている人がたくさんいるのです。人生に意味を見いだせない、生きづらさを感じているのです。そのために、多くの人が苦しんでいます。競争心、嫉妬、羨望、自己否定、引きこもり、自傷行為などなどという問題です。人は人から認められたいのです。人から愛されたいのです。人と分け隔てなく扱われ生きたいのです。

それでは、どうすればいいのでしょうか

(3)「我と神」の関係

誰でも「困った時の神頼み」というように、人は神様を必要とするようにできています。「私と神」の関係が必要になります。神様といってもキリスト教の神様もいれば、仏様を信じている方もいます。私は皆さんにキリスト教を押しつけようと思ってはいません。ただ、誰でも自分が頼りにするもの、「神」を必要としているという事実です。つまり、人が行き詰まったり、挫折したり、自分自身に嫌気がさしたとき、誰かの助けが必要です。特に、生と死の境になったときには、自分を超えた神や仏を必要とするということです。今日の社会では、この神様のことを考えること、深く思いを寄せることが少ないために、困難に出会うと自分自身を失ってしまいます。自分をしっかりと生きるためには、神様という存在につながり、支えられ、生かされる必要があるのです。

「人はパンだけで生きるものではない。神の口から出る一つ一つの言葉で生きる」という言葉は、私たちが危機に立ったときにでも決して倒れないで生きる道を示しています。倒れても立ち上がることができる道です。また、絶望のどん底に落とされたときにも、私の名前を呼んでくださる声を聞いて立ち上がれるのです。

スピリチュアルペインを癒やすために

病院のチャプレンは、患者さんの顔色からたくさんのことを察します。笑い顔の中にも押し殺した不安が隠されたり、無表情の中に諦《あきら》めが隠れていたりします。言葉には言い表せない心の葛藤や苦悩を読み取ることがチャプレンには求められます。この葛藤や苦悩は、医療では癒やすことのできないもの、スピリチュアルペインであることが、次第にわかってきました。

スピリチュアルペインとは何か

スピリチュアルペインの定義は、現在まだ定まったものがありません。しかし、多くのチャプレンの間での理解は、生きる意味や目的を失うことから生ずる苦痛であるとしています。特に、重篤な病になり仕事ができなくなったり、人の世話になってしか生きられなくなったことから生ずると言われています。また、最愛の人との離別によって人生の意味を失うことから生ずる苦痛です。このようなスピリチュアルペインは人間関係がうまくいかないことによる苦痛（水平関係の喪失）などよりも深い苦痛と言われます。自分自身の生き方の根底にかかわるものです。私はスピリチュアルペインは人間の垂直関係の喪失から生じると考えています。つまり、神様との関係が希薄だったりあるいはまったくなかったりすると、仕事や愛する者を失ったときに支えるものがなくなってしまうのです。神様との垂直的関係がしっかりしていると、人生の危機が襲ってきたときにも、神様の慰めや励ましをいただいて生きることができます。スピリチュアルペインは死後のいのちの不安からも生じます。死んだらどこに行くのかと不安になるのは、神様との関係がないからです。スピリチュアルペインは人間に新たな視点を求めるように促します。この促しに応えるようにして神様に出会う方が病院ではたくさんいました。人生の危機が新たな世界を見つけ出すチャンスになった人たちです。

赦《ゆる》しの歓び

ひとりの患者さんのお話をします。

いつものように病棟を回っていました。私の前方を、点滴をぶら下げてゆったりと足を運んでいる方がいました。一歩一歩の足の動きが重い物を運んでいるようです。頭には毛糸で編んだ帽子を被っていましたから、男性か、女性か判別できません。私はすぐに追いつきました。声をかけるとこちらを向いてくださった顔は痩せおとろえ土色でした。女性の患者さんだとわかりました。ガンを患って入院して手術をしましたが、病気は進行しています。

その顔には、不安と疲れがにじんでいました。病室に着くとすぐに横になり身体を休めました。すでに体力も衰えて、呼吸が乱れています。私はしばらくベッドの脇に座って、患者さんの様子を見ていました。目をつむって身体を整えようとしているのがわかりました。

しばらくして、患者さんが苦しそうに言いました。「なぜ、自分がこんな病気になったのか」、「なぜ、皆と同じように元気に働けないのか」。その言葉には怒りが込められていました。私は黙って頷《うなず》きました。患者さんのつらい気持ちが私にもよくわかりました。しかし、慰めの言葉が見つかりません。患者さんはそれ以上何も言わずにうとうとして眠りに入っていきました。疲れていたのでしょう。

私は毎日病室を訪ねて、患者さんの人生話を聞いていました。弱った体力を振り絞って、苦しみを訴え、元気になりたいと話してくれました。家に残してきた子供さんのこと、お連れ合いのことなど心配している様子が痛いほどわかりました。毎日お話を聞いているうちに、患者さんの怒りや不満が少なくなっていきましたが、病気の自分を受け入れられない様子でした。病室ではキリスト教の讃美歌や説教を院内放送で聞かれていたようです。

ある日、いつものように訪問してお話を聞いていました。患者さんは若い時、カトリックの女学校で学び、大学卒業後は航空会社に就職し、エアーアテンダントとして世界各都市を回ったと話してくれました。女学校時代のことや航空会社に勤めていたころの話をするときは、少し明るさが見えました。そんな話の後に、「それは、昔のことです」と言った言葉には、昔の自分と現在の自分の落差に耐えられない、というつらさが見えました。日ごとに体力が衰えていきます。

ある日、神父を呼んでほしいという希望を出されました。早速、カトリックの神父様と連絡をとって、病院に来ていただきました。神父様は時間をつくって、この患者さんを訪問して話をしてくださいました。神父様との出会いがこの患者さんの魂を揺り動かしたのでしょう。彼女は病室で洗礼を受けたのです。

洗礼を受けた後、顔には安らぎがありました。病気と闘っていた怖い顔は消えて、安堵感と優しさがありました。

そんなある日、病室を訪問していた私に言いました。「先生、私は若い時、自分の人生は自分の努力で切り開くものだと思っていました。だから自分でも努力しました。しかし、この病気になって初めて、自分ではどうすることもできないことが人生にはあると気づきました。そして、そのことに気づいたとき、以前の自分が高慢だったと思うようになりました」と。病気になって人生を自力で築いてきた誇りが打ち壊されて、裸の自分になったのです。この患者さんがまた次のように言いました。「先生、私は今、この病気になってよかったと思っています。強がりの自分から解放されて、今、神様のみ手の中にいる自分を感じます」と。この言葉を聞きながら、私は患者さんの顔を見ました。この患者さんの言葉は偽りがないと確信しました。この患者さんの魂は神様の愛を受けて満たされていると信じられたのです。

スピリチュアルケアには、このケースのように宗教が深くかかわる場合があります。特に、スピリチュアルペイン、つまり人生の悔いや罪責感が強いときは、宗教的赦しが必要になります。この患者さんは、神様に出会うことで突っ張っていた自分から解放されたようです。「この病気になってよかった」というようなことは、簡単に言える言葉ではありません。神様の愛の大きさに触れた者が体験できる恵みと言えるでしょう。

スピリチュアルケアの神髄は、置かれた状況はいかなるものでも、神との出会いで得られる、新しいいのち、永遠の歓びにあずかるように援助することだと言えるでしょう。

■聖書が示す「新しいいのち」の可能性

では新しいいのち、永遠の歓びとは何でしょうか。次に聖書の言葉からそのことを考えてみましょう。

ヨハネによる福音書三章一六節に次の言葉があります。

神は、その独り子をお与えになったほどに、世を愛された。独り子を信じる者が一人も滅びないで、永遠の命を得るためである。

この聖書の言葉には、三つのテーマがあります。一つは「嬉しいこと」、二つ目は「怖いこと」、もう一つは、「驚くこと」です。この三つについて少し説明をしたいと思います。

「嬉しいこと」

今読んでいただいた聖句に「世を愛された」とあります。私たちは愛されています。神様は私たちに喜びの人生を送ってほしいと願っているのです。「神は愛なり」という言葉を聞かれた方は多いでしょう。神様の本質は愛です。無条件に愛するのが神様です。この神様の愛を知ると「嬉しくなり」ます。自分を愛してくださる方に魂が目覚めると、嬉しくて嬉しくてしかたがない経験をします。キリストの愛に触れる歓びです。

「怖いこと」

「怖いこと」というのは「滅びる」とあるからです。「滅びる、亡びる」とは、『広辞苑』によると「なくなる、滅亡する、消滅する」ということです。その意味は、少なくとも三つ考えられます。

① (肉体的には) 死、消滅する

② (精神的には) 絶望する、生きる意味を失う、生きることを諦める

③ (社会的には) 孤独に陥る、ひとりぼっちになる

この聖句は、人間は自ら滅びへの道を歩んでいると警告を与えています。肉体的な滅びだけではありません。精神的な滅びに人は進んでいます。また、社会的な滅びに向かっています。人との争い、自己中心的生き方、肉欲を満たす欲望に生きることは、滅びへの道を歩むことだと教えています。神様はそうならないように願っています。

「驚くこと」

神様はご自分の最も大切な独り子を十字架に掛けてしまったということです。独り子を私たちのいのちを救うために交換として投げ出してくださったということです。これは「驚くべきこと」です。

こんなことはありえないことです。自己中心に固まった私たちを救うために、一番大切なものを投げ出してくださったのです。神様の愛を示すためです。私たちが滅びから救い出されて生きるようにです。私たちが暗闇のどん底で生きる光を見いだして、勇気や希望を見いだして生きるようにです。神様は、私たち一人ひとりが、神様のいのちをいただいて、いのちの限り輝いて世の中の光となることを願っています。私たちが喜んで人生を生きるためです。

聖書は私たちの心に新しい窓を開いてくれます。外から新しい世界観・人生観を与えてくれます。新しい風を吹かせてくださいます。神様の聖霊によってもたらされる愛の風です。誰にでも与えられる風です。病人には病気の中に新しい風が吹き始めて、元気が与えられます。今、哀しみに沈んでいる人にも、新しい風が慰めを運んできます。健康で経済的にも裕福な人には、高慢にならないように、謙遜とは何かを教えてくださるでしょう。自己中心的な人には、人を思いやる愛の大切さを教えてくださるでしょう。すべての人に、新しい生きる道を示しています。「新しいいのち」の可能性が明日に向かって拓かれていきます。それがイエス様が与えてくださる風です。

イエス様の内に光を見いだした人は、イエス様のように生きたいと願います。新しい人生の意味を見いだすからです。

聖学院はこの世の中に光をともし続けるために立てられた学校です。この学院で学ぶ生徒も学生も、その家族も、教職員も、皆、聖学院ファミリーの一員です。聖学院ファミリーに所属するのです。このファミリーの頭は主イエス・キリストです。聖学院ファミリーに属することを歓びたいと思います。

ご清聴有り難うございました。

（二〇一一年一月二十二日、聖学院小学校、聖学院中学校・高等学校、女子聖学院中学校・高等学校三校ＰＴＡ合同講演会
「生きる意味を求めて――ホスピスの経験から考える」に加筆）

第Ⅱ部

「スピリチュアル／宗教的ケア」の役割と課題
――高見順と原崎百子の闘病日記の比較研究

窪寺　俊之

一　はじめに

（1）いのちを支える「スピリチュアル／宗教的ケア」の必要性

一九六〇年以降、医療、看護、介護の領域では、スピリチュアル／宗教的痛みの緩和への関心が高まった。そのきっかけをつくったのが、一九六七年のシシリー・ソンダース（Cicely Saunders）のホスピスの創設と一九六九年のエリザベス・キューブラー・ロス（Elisabeth Kübler-Ross）による著書 *On Death and Dying*（『死ぬ瞬間』川口正吉訳、一九七一年）の出版である。これらの活動は死をタブーとした固定概念を壊して死の臨床的研究の道を拓いた。それまでの医療は患者を疾患としてとらえてきたが、シシリー・ソンダースは従来の医療のあり方に問題を投げかけ、医療に新たな方向を開いた。患者を治療の対象として見てきた「医療モデル」に対して、患者を全人的存在としてとらえる「全人的《ホーリスティック》ケア・モデル」を導入した。特にホスピスでは従来無視されてきたスピリチュアル／宗教的ケアを重視して、患者の魂の問題にまで踏み込んだケアを行った。今日ではスピリチュアル／宗教的ケアが患者の生活の質（ＱＯＬ）に大きく影響することが広く知られている。[1]

（2）「スピリチュアルケア」と「宗教的ケア」の関係

このような「スピリチュアル／宗教的ケア」と表記されるものが具体的に何を意味するかについての統一した理解はまだない。[2]この論文では「スピリチュアルケア」と「宗教的ケア」の関係を明らかにしたい。

この二つのケアの関係には少なくとも現在四種類の理解がある。一つは「スピリチュアルケア／宗教的ケア」を一つのものと理解する方法である（**W. L. Brun**[3]、**Harold G. Koening**[4]）。「スピリチュアルケア」と「宗教的ケア」を別個のものとせず同一のものとして理解している。そこでのケアの目的は魂の苦痛の緩和である。魂とは、心の深みや神秘的領域を含んで理解されている。しかし、このように二つのケアを同一のものとして理解しない人たちもいる。二つ目の、「スピリチュアルケア」と「宗教的ケア」を別個のものとして理解する方法である（世界保健機関[5]、**Derek Doyle**[6]、谷山洋三[7]）。一般的には「宗教的ケア」は「スピリチュアルケア」の一部として理解されている。この立場をとる人たちによるスピリチュアルケアは、患者のスピリチュアリティに寄り添いながら「患者を支える」ケアを目指している。それに対して「宗教的ケア」は、特定の宗教が持つ教義、礼典などを用いるケアであるので、患者へのケアは、宗教の資源を用いて行われることになる。ここでは宗教が主体となる傾向がある。三つ目は、スピリチュアリティと宗教を別個のものと理解した上で、あえて、スピリチュアルケアと宗教的ケアを一体化して、「宗教的スピリチュアルケア」を考えるものである。この考え方は特定の宗教が持つ伝統や資源をスピリチュアルケアに援用する意図を持っている(M. Bartel[8]、大下大圓[9]、藤腹明子[10]など)。この考え方は、「スピリチュアルケア」は「宗教的ケア」との類似点を持つが、あくまで患者中心の立場を堅持している。四つ目は、スピリチュアル/宗教的/哲学的/心理的ケアというように、ケアの学問領域の幅を拡大して総合的ケアを構想しているものである。[11]

今日、医療、看護、介護、教育に携わる専門職、すなわち人間の「いのち」にかかわる専門職には、「いのち」を支えるための、従来の心理学が扱ってきた問題よりも深く実存にかかわる宗教的問題を含む問題へのケア能力が求められる時代になっている。人間は「個的存在、社会的存在」であり、「合理的、非合理的存在」であり、「肉体的、精神的、宗教的存在」であり、過去・現在・未来などの「時間的存在」であり、両親・兄弟姉妹との「関係的存在」として日々の営みがなされている。終末期がん患者は全存在が揺り動かされる人生全体の危機を経験している。[12] いのちの営みを支えていた存在のあり方、考え方、関係の持ち方が、死に直面して、崩壊の危機に陥ったとき、そのいのちを支えるスピリチュアル／宗教的ケアが必要になる。その意味で「スピリチュアリティ」や「宗教性」に向かうことは人間の存在を支える機能として人間が生得的に持つ機能である。[13] このような二つの機能へのケアのあり方を整理するのがこの論文の目的である。

二　本論の目的

（1）二つの闘病日記を研究資料として

この論文ではがんという病を負い死の接近を感じながら残された生命・いのちを懸命に生きた二人の人物を取り上げたい。一人は作家の高見順である。高見はキリスト教、仏教を含めたあらゆる宗教に「魂の支え」を見つけ出そうと懸命にもがいたが、その願いをかなえることができずに、この世の生命・いのちを終えた。もう一人はキリスト教を「魂の支え」としたキリスト教徒で牧師夫人の原崎百子である。この二人はがんを負う闘病生活の中で日記を書き続けた。死後、それぞれの日記が公刊されている。それを見ると、壮絶な生命・いのちを生きるときに、自分の存在を支えるものを必要としたことが明らかである。

この二人は「いのちの支え」を宗教に求めた。しかし、高見は最後まで信仰には至らなかった。自分の人生の苦痛解決を宗教に求めつつも、解決を見いだせずに死を迎えた。一方、原崎はキリスト教信仰を自らの生き方として、納得して人生を終えていった。ここでは、この二人の宗教との関係を比較しながら、二人が宗教に何を求め、そこから何を得たかを明らかにしてみたい。そうすることで宗教の特性を明らかにしたい。同時に、高見が救いを求めつつ、平安を得られなかった理由を分析したい。その理由が高見の生育史的、文化的背景にあることに言及したい。宗教は固有の入信条件があると同時に、時代がもたらす先入観を背負っている。このような入信条件や先入観が宗教への入信を困難にしてしまう。こうした宗教が持つ問題性を明らかにする。そこから高見が求めていたものは、スピリチュアルケアではなかったのかを考えてみたい。患者のスピリチュアリティをケアする「スピリチュアルケア」と宗教の教義や礼典をもってケアする「宗教的ケア」の有効性と限界を明らかにしたい。

(2) スピリチュアル/宗教的な三つのテーマ

この論文では、最初に高見順と原崎百子を取り上げて、宗教との関係を明らかにする。筆者はかつてスピリチュアルペインには、おおむね五つのテーマがあることを指摘して、人生の目的、苦難の意味、罪責感、死後のいのち、神への怒りのあることを述べた。[14] このテーマは筆者のチャプレンとしての経験から強く意識されたテーマである。[15] この論文では、特に自己理解、他者関係、不条理の問題の三つのテーマに絞って高見と原崎が宗教とどのような関係を持ったかを検討したい。

マンシー(Jerry F. Muncy)は次のように述べている。「その人が自分をどう理解し、他者をどう理解しているかは、その人の神との関係を明らかに示している」と。[16] 自己理解、他者理解にはその人の神との関係が影響することをマンシーは述べている。また、モーガン(Todd A. Maugans)は、宗教は自己や他者の理解に影響力を持つと述べている。このような考えは宗教と自己理解、他者関係が深くかかわることを示すものである。この論文ではもう一つ不条理の問題を取り上げるが、このテーマも宗教的なテーマである。

このように三つのテーマは宗教的でありつつ、スピリチュアルな問題である。ここではスピリチュアリティとは、神的存在、神秘的存在との関係を持つ人間の生得的機能と考える。そして、スピリチュアルケアとは、人間が危機に直面したとき、自分の支えとなるものを神的存在との関係に求める人に寄り添って支えることと考える。その意味で自己理解、他者関係、不条理の問題と宗教/スピリチュアリティが深くかかわっていると言える。また、ここで取り上げる高見順と原崎百子の闘病日記では、自分の死に直面したとき、自分自身の受け止め方、他者との関係、そして、自己の負う不条理な問題の受け止め方を宗教的問題としていると言える。[17]

三　高見順に見るスピリチュアル／宗教的なものへの渇望

（1）高見順の略歴

高見順（本名　高間芳雄、一九〇七―一九六五、享年五八歳）は、福井県知事であった阪本釤之助《さんのすけ》の非嫡出子として福井県坂井郡三国町（現坂井市三国町）平木に生まれた。母高間古代《こよ》は三国小町と呼ばれた美人であったが、高見順が二歳のとき、三国にいづらくなり、順を連れ祖母と共に父のいる東京に出て行った。高見順は旧制東京府立第一中学校、旧制第一高等学校に進み、さらに、東京帝国大学文学部英文学科に進んだ。この旧制高校時代に左翼思想に入り、大学時代を通じて活発にマルクス主義を信奉し、人生の基盤をマルクス主義に置いていた。

ところが、昭和三十八年（一九六三年）十月、のどに異常を感じて診察を受けたところ食道がんと診断された。繰り返し手術を受け、治療を続ける中で、高見の心は、不安や懐疑に襲われた。高見の人生を導いてきたマルクス主義思想は、彼の生きる力にならなかった。そこで、宗教書をむさぼるように熱心に読んで救いを求めた。その中には友人の滝沢克己の『仏教とキリスト教』があった。[18]また、旧制第一高等学校の友人井上良雄は高見の病床を訪問してキリスト教の紹介などしている。また、一高時代の友人である三島の龍澤寺の禅僧で俳人の中川宋淵[19]や、鎌倉の円覚寺管長朝比奈宋源との交流もあった。闘病中に高見は自分の病気との闘いを日記に克明に書き残した。その日記は、死後、『高

見順　闘病日記（上・下）』（以下、［上・下］は略す）として出版された。[20]この日記は、彼の闘病生活（昭和三十八年十月五日から昭和四十年八月十七日までの一年十カ月余）のいのちの壮絶な格闘の様を伝えている。

（2）『高見順　闘病日記』の研究資料としての信頼性

1　高見の日記執筆の姿勢

高見順の著書『高見順　闘病日記』がスピリチュアル／宗教的なものの研究資料として信頼性があるかどうかは、最初に問われなくてはならない。高見順は日記作家としても知られ、『高見順日記』（『敗戦日記　新版』中公文庫）など日記形式で多くの作品を遺している。[21]この高見の『高見順　闘病日記』の内容は、日常の出来事や日々の心情はもちろん、作家仲間の大胆な暴露的記事「怠け者の新田は、相変らず一夜漬けのような中間小説を書いている」[22]や家庭内の問題を赤裸裸に描いている。放蕩三昧《ほうとうざんまい》の私生活、妻を悲しませた夫婦生活、政治的運動での挫折、文学者として不十分な仕事しかできなかったことなどを、高見は包み隠さず書いている。

高見はどのような意図を持って、このような日記を書いたのだろうか。暴露的記事や私的な事柄の公開には、人の関心を得ようとするものが多い。しかし、暴露された者が怒り出すことが起きる。高見の場合も例外ではない。しかし、高見の暴露的発言は、人の関心を引こうとした意図はなく、ただ、高見の心情を包み隠さず語ることで、人間の真実を明らかにしたかったものと考えられる。高見は昭和四十年四月二十三日の日記の中で、プラーテン伯の日記に触れながら、自分の日記がどのような物であるべきかを書いている。

日記でなにを語ろうとしたのか。伯自身の言葉によると、それは「人間の心の弱さを誠実に披露すること」であり、全体は「自己の感情の発展史」であり、「もろもろの苦悩の生ける回想」である。(23)

この日記の中で「人間の心の弱さを誠実に披露すること」と書き残している。ここに高見の日記執筆の姿勢が見える。そして、作家仲間への悪評や暴露記事であっても、そこに自分の本当の心情を表現しておきたかった。次のような言葉もある。「私は表現者である。私の初期の小説を私はみずから『饒舌的説話体』と名づけた」(24)とある。

高見は自己の内面の「表現者」、内面の物語を表現する作家でありたかった。その結果として、暴露的になった。このような暴露性はこの『高見順　闘病日記』には高見自身の失敗、恥、弱さ、短所、葛藤、苦悩、不安、願望、期待などさまざまな心情が語られていることを示すもので、内的世界を扱うスピリチュアリティ／宗教の研究資料としての価値を持つと考えられる。

2　『高見順　闘病日記』を取り上げる視点

この論文で高見の『高見順　闘病日記』を取り上げた目的は、文学的視点からの論述を意図していない。ここでは、がんという病を負って苦しむ人間高見順をスピリチュアル／宗教的視点から考察することである。食道がんに苦しみもがく人間高見順とスピリチュアリティ／宗教の関係を明らかにすることである。そして、この日記には高見が救いを求めて古今東西の宗教書をあさって読んだことが記されている。[25] 親鸞から「悪人正機《あくにんしょうき》説」を学び、内村鑑三から「復活信仰」を学び、鈴木大拙に禅の心「悟り」を学んだ。このような宗教的教えに触れながら、救いを求め続けた。このような高見の生きる様はまさにスピリチュアル／宗教的なものを求める姿である。その点から、この『高見順　闘病日記』は、この論文の目的にかなう資料と言える。このような資料をスピリチュアル／宗教的なものの視点から見ることは大きな意味がある。

『高見順　闘病日記』の編集をした中村真一郎は編集解説で、「厖大な原本を、このような二冊本に圧縮」したと書いている。[26] 編集者の意図でどのような編集がされたかは資料としての価値を決定するので重要なことである。圧縮作業については、晩年の高見の小説執筆に編集者として献身的に付き合った海老原光義が、誠実かつ綿密に日記の編集にかかわったと記している。この中村の言葉によれば、高見の残した日記を意図的に改変したとは考えにくい。その点でスピリチュアル／宗教的ケアの資料として用いるのにふさわしいと考えられる。ここには高見のあるがままの真実な心情が表現されており、宗教に熱心に救いを求めた姿が表現されていると言える。この点から『高見順　闘病日記』はスピリチュアル／宗教的ケアの研究資料としての価値を持っていると考えられる。

（3）『高見順　闘病日記』から見えるもの

ここでは、宗教との関係の視点から高見の自己理解（自己像）、他者関係、不条理の問題、そして、宗教理解の四つのテーマに絞って言及したい。

高見の自己理解（自己像）はどのようなものだったか。そして高見の自己像と宗教の関係を考察してみよう。まず、高見の自己像についてみてみよう。

1　自己像（人生観）

①　人生の敗北者

私は自分の人生をかえりみて、生活者としての私は失敗者だったと思わざるをえない。私の実人生は失敗だった。では文学は？　文学だって失敗だ。何かやろうとすると、きっと何か障害（やれ弾圧だ、やれ戦争だ、やれ病気だ）がおきた。しかし、外部のせいにするのはよそう。私の内部に自己否定の精神がいつも強く生きていた。それが何よりも、いい気になって仕事をするのをさまたげた。未完の仕事の、いかに多いことか。中途で、自己否定のため、腐ってしまったのだ。[27]

ここには高見の生活者、文学者、政治的活動家としての挫折体験から、失敗者、敗北者の自己像が形成されていることが明らかである。この敗北者像は、高見の自己否定につながっている。この自己否定の感情が高見の宗教的な関心の一つの源泉になっている。自分を含めて、人間の評価、価値判断にとらわれずに自分を見てくれる神仏を求めていた。人間的評価を超えた神仏的なものに、自分の存在を認められたいと願望したと考えられる。

② 父母から捨てられた自己像

高見の親子親族の関係は非常に希薄なものであった。特に、実父との関係は次の文章に表現されている。

私は父《てて》なし子として育ち、片輪の家庭に育ったので、どこか精神的に片輪だということが感じられる。……わが身をかえりみて、私は父を知らず、父の死に目にも、そして、母の死に目にも会うことができず、親子のえにしのうすい人間だということをつくづく感じた。[28]

幼い時の母の思い出は次のように書いている。

私の母は小さな暗い部屋で朝から晩まで一所懸命に賃仕事の裁縫をしていて、雨だからとて私を小学校へ迎えに来てくれたことなど一度もない（幼稚園など私は行っていない）[29]。（昭和四十年五月二十七日）

この二つの引用文から、高見が父母から温かい感情を受けなかったことが明らかになる。特に、非嫡出子として生まれた高見自身は父から受け入れられていないと感じていた。また、母も生活を支えるのに忙しくて、十分な時間を高見に注げなかった。このような子供時代の経験が高見の自己像にひがみや劣等感、自己卑下の感情を植え付けたと推察される。[30] このような自己否定的自己像を持った高見が、自己を受け入れてくれる神仏を探したことは十分考えられる。高見の求めた宗教的なものは、高見を無条件に受け入れてくれる神仏であったと推察できる。

③　自罰像

高見順の日記に見られる一つの特徴は、深い自己洞察と言えるが、その洞察は深い罪責感に彩られている。自分を深く掘り下げ安心を求めながら、結局は自己の内にある自己の罪に苦しんでいる。

高見は大学生時代に同棲し、後に別れた石田愛子について次のように書いている。

私は愛子に、すまない気持でいる。愛子との間に、子供ができたとき、非合法運動に熱中していた私は、子供など持てないと言って、おろさせた。当時、堕胎は有罪行為だった。誰の紹介だったか忘れたが、明治座の前の病院にムリに入れて、子供をおろさせた。……彼女の心をすさませたのは私である。非合法運動への献身が、家庭のことなどかまわない私にさせていたのだ。……愚かな私であった。[31]

昨夜、妙な、いやな夢を見た。石田愛子の夢である。死んだ愛子がまだ生きていて、どこかの劇団の下積み女優をやっている。それにやっと役がついた。やっとむくいられたと彼女は大喜び。ところが、いざ稽古となると――脳バイドクのために出演不能。後頭部あたりに大きな腫瘍、髪の毛が四谷怪談のお岩みたいにズルズル抜けて行く――。……酒のたたりで何年か寝たままで遂に死んだ石田愛子の、その生前の荒廃には、私も責任がある。[32]

高見は、学生時代に同棲したが、後に別れた石田愛子に対して深い罪責感を持っていた。自分のがんの苦しみは、罪の贖《あがな》いだとも受け止めて、自罰的になっていた。このように異常に自罰的になっている理由は何であろうか。「私がガンで苦しむのはあたりまえだという気がしてくる」、「彼女の心を

護』にやってくるだろう。……だが、第一回の手術の直後は――私に、その記憶はないのだが、ほとんど無意識状態のなかで、妻にたえず当りちらし、怒りつづけていたという。……その頃身辺についていてくれた若い編集者は、あまりの私の当りようにびっくりして、私がそんなにも妻が嫌いなのかと思ったらしく、医局の先生にそのことを言って、患者のために、あれはぜひ、あんなに嫌っている奥さんを傍から離した方がいいと建言までしたそうだ。それほど、ひどい当りようだったらしい。……妻には我儘放題のくせが出たのだ。[35]

この文章は高見順の言葉である。高見の怒りの爆発について、妻も高見の日記の昭和三十九年七月十九日（日）に加筆して次のように書いている。

叱言なんていうような生やさしいものではなく、これ以上の言い方はないと思える程意地悪な口調。馬鹿で、間抜けで、気がきかなくて、ただそれだけならまだいいが、それを自分でちっとも自覚してない。『私は馬鹿ですみません』とシンから思っていないのが不愉快だ、と思いつくかぎりの罵詈雑言をあびせられる。初めは、元気を取り戻してくれたと神妙に聞いていられたが、一寸よくなるともうこれだ、と思ったとたんに、情けないないやら、腹が立つやらで、そんなに気に入らないのなら、お母さまの待っている鎌倉へ帰ります、と重病人を相手につい本気で言ってしまい、あとで又、ひと苦労。[36]

高見と妻の言葉から察するに、高見の怒り方の酷さがうかがえる。忍耐にも限度があると言いたいほどの怒りようで、妻としても「鎌倉に帰ります」と言ったようである。それは高見との縁を切る思いに至ったことを示唆している。同時に若い編集者でさえ、高見の叱り方の酷さに驚き、異常さを感じたようだ。それは高見夫婦の関係が異常だったことを示すし、高見の我が儘《まま》、自己中心、傲慢《ごうまん》、不遜《ふそん》な態度が見える。

ここには高見と妻の関係の二つの特徴が見える。一つは、高見は自分の放蕩三昧の生活が妻に苦労をかけたことを反省している。妻の献身的看護に対して有り難さを感じてもいる。「小さく寝ている妻を見ると、胸が迫った」「悪かった」「すまなかった」「涙がこみ上げてきた」と繰り返し自己反省をしているから、高見の本心は妻への感謝は大きかったと考えられる。病室で夜を過ごして看病疲れで寝ている妻を見て、「小さく寝ている妻を見ると、胸が迫った」とある。

しかし、もう一方で「妻にたえず当りちらし、怒りつづけた」高見がいる。その怒り方は尋常ではなかった。高見が妻を怒った姿を見た若い編集者は高見の「当りようにびっくりして」しまったのである。高見には感情をコントロールできなくなったところがあったようである。ここには、高見の抱えた精神的・心理的問題の大きさが表れている。

このような怒りには、高見の病状が大きく影響したことだろう。病苦は高見の精神的コントロールを失わせてしまうほどに悪化していたと考えられる。しかし、それだけではない。他の理由は、高見の生い立ちにある。実父との疎遠な関係や非嫡出子としての生育史は、実父への怒りや周りの人への怒りをつくった。それに加えて、放蕩三昧を繰り返す自分自身への怒りも増加させたと考えられる。鬱積する怒りが爆発してしまう自分をもてあましていた。そこでその自分自身の救いを宗教に求めたと考えられる。

宗教的視点から高見夫婦の結婚を考えると、その結婚には、神仏が介入しているとの意識が欠けている。神仏式結婚でもキリスト教式の結婚でも、その結婚式には神仏の介入があり、結婚する男女に神仏の祝福を求めるのが結婚の儀式である。結婚という厳粛な出来事が人間の願望や決断だけでは完成できないことを意識して神仏の祝福を祈願するのである。このような神仏の介入という意識がなかった点で、高見の宗教的関心の狭さと偏りを見る。宗教的関心は、本来人間の全存在を神仏との関係で見ることである。神仏の眼差しの中に夫婦関係を見ることである。しかし、高見夫婦の関係の中に神仏の介入があるとの意識は高見には見られない。

③　実子（恭子）への痛み

私は法律的には犯罪者ではない。しかし、もっと悪質な犯罪者だ。

私自身、私生子の悲しみに苦しめられてきたのに、恭子はこの四月から小学校二年生。そろそろ父の姓と母の姓とがちがうことに、どうしてだろうと疑問を持つにちがいない。かつての私とおなじように。そして私とおなじように自分ではどうすることもできないその「恥」に苦しむにちがいない。

恭子のこと、そして妻のことをおもうと、私がガンで苦しむのはあたりまえだという気がしてくる。悪いとわかっていて犯した悪は、もっとも悪質な悪だ。(37)


高見自身が告白しているように、高見は放蕩三昧の私生活をしてきた。(38) 父の女性問題は、高見順が苦しんできた問題でもあった。彼が非嫡出子であることで、学校でいじめられたことがあり、また、生涯、実父から異母弟妹たちのような愛を受けることがなかった。高見は、非嫡出子として生まれたことのつらさは、十分体験していたはずである。にもかかわらず、父と同じ過ちをして娘恭子や妻を苦しめている。

高見の罪責感は恭子への金銭的援助の形で現れている。高見の妻が記した日記に「帰りに小野田房子（恭子の母）宅へ届けるお金託す」とある。(39)

これは娘恭子とその母への生活の足しにと送られた金銭のことである。このような実子恭子の存在は、高見に自分の弱さや罪の深さを示すものであった。高見は恭子を愛していたし、恭子の幸福を願っていたが、恭子の将来には苦しみがあることを察していた。高見が死の二週間前に恭子を入籍したことは、恭子の将来を思ってのことである。(40) 恭子を高見が入籍させたことは、一つの愛の表現ではある。しかし、高見自身が神仏の前に自己を深く見つめ直して神仏の愛や慈悲に生かされるという、「生まれ変わり」「人生の転換」という体験は見えない。つまり、高見の宗教的関心事は自己中心的なものだったと言える。

3　未解決のままの人生の不条理の問題

高見は自分のがんになった理由を探ろうとした。

> 私の場合も、なぜこの私が特にガンになったのだろうと、そう思わざるをえない。誰だって死ぬのだと分っていても、そのことで自分が特にガンになった悲運をカンタンにまぎらすことはできぬ。第一、原因が分らぬ。大酒をくらって、脳溢血になったのなら、不摂生が悪かったと思う。原因を思って、自分に言い聞かせる。が、ガンだけは原因が不明だ。[41]
>
> 今迄はどんな苦しみも、自分のこやしになった。いやそう思うことで耐えた。しかし、今度の苦しみは、こやしにはならぬ。唯、苦しむだけ、苦しみっ放しで死なねばならぬ。何とかこの苦痛を受け入れる心構えが持ちたいものだ……。[42]（昭和四十年六月十六日）

ここで高見は「なぜこの私が特にガンになったのだろうと、そう思わざるをえない」、「自分が特にガンになった悲運をカンタンにまぎらすことはできぬ」、「原因を思って、自分に言いきかせる。が、ガンだけは原因が不明だ」と「なぜ、自分が」という疑問を強く持っている。(43) 高見ががんになった客観的理由はない。しかし、がんが与える肉体的、精神的苦痛は耐えられないほどに大きかった。その苦痛に耐えるためにはなぜ自分が病気になったのか理由が必要であった。その解答のない問いを不条理な問いと呼んでいる。「自分が特にガンになった悲運」「悲運をカンタンにまぎらすことはできぬ」と書いて苦悩の様子が見える。唯、悲運だったと諦《あきら》めようと努めている。自分ががんになったことは、巡り合わせが悪かったことであると理屈づけた。不運を負ったことは偶然の出来事であって理由はないと自分に言いきかせた。自分に言いきかせながらも、納得できず、ついに諦めるしか仕方がなかった。納得できない憤り、不満、怒り、悔しさが重なり合って表現されている。

注目したい点は、病気になったことを「悲運」と受け止めた点である。悲運の「運」を『広辞苑』では次のように説明している。「めぐってくる吉凶の現象。幸・不幸、世の中の動きなどを支配する、人知、人力の及ばないなりゆき。まわりあわせ」。この説明からすると「運」は人知、人力が及ばないところから来ると考えられる。そして、その「人知・人力の及ばないところ」とは、人間の言葉や論理では把握できないという意味で未知の世界である。この未知の世界が人間の幸・不幸を司るというのだから、不幸がやって来ても諦めるしかないと言っているのである。高見は悲運の原因を「未知の世界」に追いやっている。「未知の世界」に不幸の原因を求めたことで一安心する作用が働いている。解決できない問題を抱えたとき、「未知の世界」に解答を見つけ出そうとして働く機能は、危機を打開する自己防衛としてスピリチュアル／宗教的なものである。

（4）高見と宗教の関係

今まで高見の自己理解、他者関係、人生の不条理の問題を見てきた。高見の自己理解は、理性的理解というよりも、感情的要素が強い。敗北者感、挫折感、劣等感、自己卑下感、自罰感に満ちていた。高見はそれらの自己否定的感情から解放されて自己受容感、自己肯定感を持ちたかった。また、妻や実子恭子への深い罪責感・自罰感から解放されて自由になりたかった。さらに、不条理の問題に対しては、ただ、悲運だと諦めるのではなしに、納得できる解答を得たかった。ここでは高見は宗教とどのようにかかわったかを見てみよう。

1　信仰、帰依が必要条件

昭和三十九年十二月十三日の日記は高見の宗教観を述べたところである。

「弥陀の誓願不思議にたすけられたまゐらせて往生をばとぐるなりと信じて、念仏まうさんとおもひたつこゝろのおこるとき、すなわち摂取不捨の利益《りやく》にあづけしめたまふなり。弥陀の本願には、老少善悪のひとをえらばず、たゞ信心を要とすとしるべし」云々で『歎異抄』ははじまる。

「救い」は「かなた」から来る。「かなた」からしか来ないのである。

「信心」により「帰依」により救われる。「かなた」から救われる。

キリスト教も同じである。滝沢克己氏は書いている。(44)

高見は宗教書をあさりながら自分の中にある葛藤に気づいていた。心の平安を得るには「かなた」から来るものを「信じて受け止めなくてはならない」のである。高見はここで二つの大きなテーマに言及している。かなたから来る救いを受けるための条件は「信心」と「帰依」である。信仰とは、神仏を充分に理解できないままで「信じる」のである。帰依も、理性的に納得できないままで神仏に任せ切ることである。(45) この二つによって「救われる」ことに高見は気づいていた。しかし、高見にはそれができないのである。理解してわかって信じるのならば、高見にもできた。しかし、理解できないままで、信じることは高見にはできなかった。信仰・帰依することの難しさを高見は強く感じたのである。そこに高い壁を感じ、同時に宗教に挫折を感じたのである。

2 高見の生育史と宗教の関係

すでに見たように、「父を知らずに育った私は」と言っている高見は、実父から捨てられた遺棄感を持っていた。この感情は宗教にも裏切られることへの恐怖感を生んでいた。そのために宗教に飛び込むことが躊躇《ちゅうちょ》されたことは否めない。特に、高見の父阪本釤之助との関係は冷たいものであったようだ。父阪本釤之助から高見順母子に毎月十円が生活費として送られてきたが、それだけでは不十分であったので母が針仕事をして生活費を稼いでいた。生活に苦しむ母の姿を見ていた子供の順は、父の冷たさや無慈悲を心に刻んで、父への不信感を生み出した。高見順には人を信ずることが難しかった。父への不信感が高見の宗教を信ずることを妨げる一因になったと考えられる。

3　高見のマルクス主義思想と宗教との関係

昭和四十年一月二十八日の日記に次のように記している。

マルクス主義は私の学生時代においては、一種の宗教であった。今日から思うと、それはあやまりであった。党の無謬性、組織への絶対服従（「鉄の規律」への自己否定的「滅私奉公」）はそこから来ていた。……

無批判的な宗教的帰依はあやまりだった。[46]

高見にとってマルクス主義は一種の宗教であった。マルクス主義は組織への絶対服従、自己否定的滅私奉公を求めた。しかし、高見はマルクス主義に失望したし、裏切られたと受け止めたのである。その時以降、無批判的に帰依を求める一切の宗教には懐疑的になったのである。高見は自分自身さえ信じ切ることができなかったと考えられる。自分を信じられなくなった高見は、宗教に関心を持つ自分も信じられなかったのではないか。このことが宗教への入信を困難にさせたと考えられる。

もう一つ、高見は「宗教はアヘンである」というマルクスの言葉に随分影響を受けたように見られる。[47]マルクスは宗教は真の人間の自律を助けるものではなく、むしろ、一時の快楽を与えて独立心を妨げるものだと理解したようである。高見はマルクスの宗教観を受け入れて、宗教は自律を妨げるアヘンだと理解したのである。高見の宗教理解は必ずしも正しいものではない。しかし、マルクスに影響を受けて、信じ込んでいた高見は、宗教はアヘンだという主張を覆す論拠を持たなかった。ここに高見の宗教理解の限界がある。高見の宗教観には高見の生きてきた時代が大きく影響していると言える。その時代が持つ宗教理解が個人の宗教理解に影響を与えてしまうのである。

4　近代的人間観と宗教との関係

前述のように日記に『歎異抄』のはじめを引用したことに見られるように、高見は救いはかなたから来るものであるから、それを信仰で受け止め、弥陀に帰依しなくてはならないという教えに心から引かれた。この仏教の教えに共通するものを滝沢克己の『仏教とキリスト教』にも見いだしている。

　彼方から此方へ、現実に救いの手がさし出されるということは、いまここにいる人間自身の自覚とは、元来まったく何のかかわりもない『神の啓示』であるほかはない。したがってまた、この啓示を受けいれるということは、この私自身に本来固有な働きとは全然その系統を異にする或る特別な決断、いいかえると、ふつうの人間としてよくわかるということはどうしてもできないことを、わからないままでただ『信じる』という意味の『信仰』とならざるをえない。[48]

滝沢の「わからないままでただ『信じる』という意味の『信仰』とならざるをえない」という言葉が、高見の心をとらえた。この言葉こそ、高見にとって「信じること」に関する最も困難なことで悩ましい課題であった。

高見の日記には、この引用の後に、「これは近代的人間の根本的態度と背反する。ここに『近代的人間の最も深いディレンマ』がある」と述べている。[49] わからないままでただ「信じる」ことを求められた高見は、自分にはそれはできないと苦悩の叫びをあげる。近代的人間は自律性を重んじ、自己が納得して信じる姿勢を重視する。国家が情報管理して、民衆を無知にして国家を信じ込ませて過ちを犯してきたことは過去の歴史が示している。近代的人間であることの意義は国民一人ひとりが自らで考え判断する自由を尊ぶ姿勢である。宗教が求める人間観と近代的人間観は相容れなかったと高見には思われた。この理解は、高見が宗教を信じることを困難にする原因となった。

もう一つ、青年時代の苦い体験が、高見の場合、理性を捨てて信じて帰依することを一層困難にしていた。

「近代的人間」としての私には、今の私のままの人間としては、「救い」が、かなたから来てくれない。その理由は、以上のことだけではない。「私」を無にしての「帰依」――青春時代を犠牲にした、あのマルクス主義への「帰依」を、「信仰」と同じものとしては誤りであろうが、しかし、「私」を無にしてのあの「帰依」に対しては、私の心に今なお、うずきつづける傷と悔いがある。それ故、非理性的な「信仰」も不可能なら、いわば理性的「帰依」も私には不可能だ。「死」に直面しつつ、「救い」は遂に私にはありえないのか。(50)

ここには高見が理性を超える信仰や帰依の難しさで葛藤し苦悩する姿が見える。近代的人間は理性的に納得することを重視する。しかしこのことは、宗教が求める無条件の信仰と帰依とは矛盾する。そして、理性的納得が得られた帰依であったとしても高見にはマルクス主義での挫折体験が悔いとしてある。つまり理性的納得の有無にもかかわらず、自己を投棄することを求める信仰やイデオロギーへの帰依は、高見にはもうできなかった。自己をまったく明け渡す自己開示、また、自己を捨て切る自己放棄がいかに困難であったかが明らかである。この前提条件が、高見の宗教への決断を困難にさせていた。「『死』に直面しつつ、『救い』は遂に私にはありえないのか」は、自己の中で葛藤が生じた、その悲痛な叫びをあらわしている。

5　宗教書を読むこと／書くことに「救い」を見いだした高見

この日記も同じだ。「救い」をもとめて、「救い」をさがすため、この日記を書く？　それでは、書くことが手段で、目的はほかにある。しかし、ほんとは、書くことのうちに「救い」がある。

いま出版されている戦争中の日記、あれだって同じだ。活字にされ、出版されているものは、情熱の灰だ。あの日記は、あの当時、ああして書いていることのうちに「充実」があった。「解放」と言ってもいい。「救い」と言ってもいい。書くこと自体のうちに、目的があった。残っているのは灰である。

この日記も、書くことのうちに「救い」がある。[51]（昭和三十九年十二月二十日）

この引用した部分には、二つの大きなテーマが書かれている。一つは日記を書くことの意味、二つ目は「救い」ということである。高見にとって「日記を書く」ことのうちに「救い」があると書いている。これは、書くことのうちに「充実」があり、「解放」があるとの理由で救いになったということである。高見はこのような書くプロセスのうちに「救い」を見いだして自己を満足させようとしたのである。

この高見の言葉は、実は彼の宗教へのかかわり方にも共通する。高見自身は多くの宗教書をあさって読んでいる。宗教書を熱心に読んだ理由は、死とは何か、生きるとは何かを突き詰めたい強い願望があり、救いを得たいという願望があったからである。もう一方では、真理を求め続けること自体が「救い」になったからだと想像できる。宗教書を読み続ける求道のプロセスが高見に新しい発見を与え、人間理解を深化させたので、一種の救いを与えたと想像できる。しかし、このような救いは高見の本来の目的ではなかった。しかし、宗教に入信することもできない高見は仕方なしに、求道し続ける「プロセス」に救いを見いだしたのである。そこには高見が宗教書をあさって読んだことに一つの意味づけを与える必要があったからである。このような意味づけが高見に救いを与えていた。

以上、高見の宗教との関係を見てくると、宗教の本質が見えてくる。

① 宗教は信仰、帰依を求める
② 入信にはその人の生育史が影響する
③ 宗教への誤まった先入観が入信の妨害になる
④ 近代的人間観（自律）と信仰は反する（信仰には自分の主体性を失う危険性が伴う）

高見のケースから見えてくることは、高見は宗教に救いを求めが、求めた救いを得られなかった事実である。救いを得られなかった理由は、宗教に特有の上記のような問題があった。高見のケースの問題は現代人が持つ問題であることを示唆している。例えば、宗教は自己の理性的自律性を押さえて、未知の世界を信じて自己を投棄することを求める。このことは現代人には非常に困難なことである。そのことは「宗教的ケア」の場合の壁にもなることを示唆している。「宗教的ケア」も宗教への信仰を求める限り、ケアにとっては壁となってしまう。

この問題を解決する鍵はどこにあるのか。ここに「宗教的ケア」と「スピリチュアルケア」を分離して考える必要が浮かび上がってくる。高見にとっては「宗教的ケア」は馴染まないが、高見の生育史的背景、思想的背景、信ずることの難しさを理解しながら、高見のスピリチュアリティを尊重する「スピリチュアルケア」の可能性は充分残されていたと考えられる。「スピリチュアルケア」は高見に特定宗教への信仰や帰依を求めない。むしろ、高見のスピリチュアルな痛みや課題に注目して、高見自身に近寄り寄り添うケアである。具体的には、高見の中にある遺棄感、他者への不信感、あるいは人生の不条理感に一緒に付き合って考えるケアである。

(5) 宗教からスピリチュアリティへ

今まで見てきたように、高見は自己理解、他者関係、人生の不条理の問題を抱えながら宗教に救いを求めた。高見の次の日記には、宗教に解答を求めつつも、それを疑う高見の心の動きが見える。

ところで今私があたかも狂気のごとく本を読みあさらんとしているのは――流動食しかとらない体で「体疲る」の感を深くしながら、なおも痴者のごとく、道元を、親鸞を、キリストを読みあさらんとしているのは「光明を探る」ためであるか、「救い」をもとめてのことであるか、死とは何か、生死の根本問題を解きあかしたいためであるか。

そうではないとも言えないが、今の実感としては、そうだとも断定しがたい。すなわち、神あるいは仏に接したいという宗教的欲求ともちがうのである。若い頃、無神論で武装した私は、宗教に対して偏見を持っているのか。そうやすやすと、宗教に「救い」をもとめてなるものか、そんな心があるのか。[52]（昭和三十九年十二月十九日）

高見は宗教的「光明」「救い」を求め、「神あるいは仏に接する」体験を得ようとしながらも、そうだと言い切れない自分に気づいていた。「そうやすやすと宗教に『救い』をもとめてなるものか」と述べているように、宗教に何かを求めつつも、宗教に警戒心を持っている。自分が求めている「何か」を高見は明確に言語化することに至っていない。しかし、宗教の枠に縛られることを嫌悪する姿勢が見える。心の自由や主体性を堅持しながら、心の平安を求めたいのである。このような高見の必要に応えるものが、今日、スピリチュアルケアが提供しようとしているものである。宗教の枠に縛られないで自己を肯定し、心の平安や将来への希望を見つけ出せるように援助してくれるものである。

高見が求めたものは、自分のいのちを受け入れて肯定してくれるものであり、自分が犯した罪を赦してくれるものであり、不条理な問いに一緒に向き合ってくれるケアではなかったか。宗教という枠の中に縛られない心理的、哲学的、倫理的ケアである。それは宗教が主体となるのではなく、患者が主体となり、患者のいのちを支えている患者のスピリチュアリティを一緒に支えるケアである。それは神秘的世界や超越的世界との関係の中で、自分のいのちを生かす力、土台、枠組みを見いだすことである。

つまり、宗教の教義学的枠組みに縛られずに、人間としての自律性や主体性を尊重しながら平安や希望を見つけさせるケアである。それは宗教の教理や伝統的解釈を重んじるよりも、人間への真摯な態度を求めるものである。高見が求めたものは、そのような真摯《しんし》な生き方であることが次の日記に表れている。この日記は高見順の病床を訪問した神学者の井上良雄が贈った八木重吉の詩集について書かれたものである。[53] 昭和四十年三月九日の日記に八木重吉の詩の一節を引用している。

死ぬまでに
死をよろこび迎えるだけの信仰が出来ぬこと
これにました怖れがあろうか。[54]

この詩に対する高見のコメントは「……それが今の私には実に新鮮に——新鮮という形容は適当でないが、私の心を打った」とある。[55] 当日、高見の容態は悪く、痛みがあって、自分の死を予期していたようだ。高見は八木の詩を読んで心を打たれた。その理由は、八木重吉が「死をよろこび迎えるだけの信仰が出来」なかったなら、それはそらおそろしい問題であると告白し、死への準備をしていたことにある。高見は死の準備ができていない自分を反省したのである。また、キリスト教徒でありながら、死の準備ができていないかもしれないと誠実に告白する八木の謙虚な生き方に高見は深く心を打たれたと考えられる。ここにも高見が求めたものは、宗教の教義ではなく、むしろ人間としての真実や生の姿勢であったと言える。

「ガンの導きで、死んでゆくのか。それでもいいが、私なりの何か『心の平和』がほしいのである」[56]。また高見は、死の準備や心の平安を求めたのである。求めたのは宗教的理論や教義的解答をではなく、むしろ、心の平安であったことがわかる。


以上、高見ががんとの闘いの中で、どのように自己理解をし、他者との関係をつくり、人生の不条理の問題と向き合ったかを宗教との関係で見てきた。高見は宗教には信仰、帰依という壁があって入信できなかった。井上良雄の差し出したキリスト教的援助も高見の心を動かすには至らなかった。その理由は宗教自体への懐疑があったからである。その意味で「宗教的ケア」の前提に宗教への親和性が必要になることがわかる。神学者の井上良雄は熱心に高見にキリスト教を伝えたのであるが、結局高見は信仰には飛び込めなかった。むしろ、「スピリチュアルケア」が高見を含めて、すべての人へのケアに適切であるかもしれない。特に現代人が科学的思考法に馴染んでいる状況で、人間を超える神仏の存在を信じ、自分自身を投棄する帰依は実行困難に思えるのである。それに対してスピリチュアルケアは患者の側に立って患者のスピリチュアリティを支えるものである。スピリチュアルケアの有効性がここにある。

しかしここで、「スピリチュアルケア」がすべてのスピリチュアルペインの緩和に充分な働きをするものかどうかの問題が残っている。そこで次に、原崎百子の闘病記を見てみたい。原崎が宗教から得たものを明らかにしたい。

四　原崎百子にとっての宗教（キリスト教）

（１）原崎百子の略歴

原崎百子（一九三四―一九七八、四三歳で逝去）は、国際基督教大学の学生時代にスイスの神学者エーミル・ブルンナー（Emil Brunner, 1889-1966）などの影響があってクリスチャンになり、卒業後、東京神学大学に進み、伝道者への道を歩み始めた。その後、牧師の原崎清と結婚し、牧師を助けることを自分の使命と感じて日本基督教団桑名教会牧師である夫原崎清を助けて教会の牧会にあたった。四人の子どもに恵まれたが、四四歳の時に夫から自分が悪性の肺がんであることを告げられた。彼女はこの病名告知を受けた次の日から日記を書き始めた。その原稿が彼女の死後、夫原崎清の手で『我が涙よ、我が歌となれ』として出版された。[57]この日記には原崎百子が残された人生の土台をキリストの中に見いだしたことが明らかにされている。また、キリスト教信仰が彼女の自己理解、他者関係や不条理の問題解決の基本にあることが見える。そこでここでは、キリスト教信仰が原崎の自己像、他者関係、不条理の問題に対してどんな機能を果たしているかを明らかにしたい。

(2) 原崎百子『我が涙よ、我が歌となれ』の研究資料としての信頼性

夫原崎清から百子に病名が知らされたのは、一九七八年六月二十八日である。召天が八月十日であるから、原崎百子が日記を記したのは死ぬまでの四四日である。その間に自分の正直な気持ちを日記に書き留めた。彼女自身がどのような姿勢で日記を記し、この日記がスピリチュアル/宗教的研究資料として適切であるかどうか、次の二点について述べる。一つは、日記執筆の態度表明であり、二つ目は他人の加筆・訂正の可能性についてである。

1 日記執筆の姿勢

一九七八年六月二十八日、原崎百子は日記を書き始めるにあたり、自分の日記を書く姿勢を書いている。

これはお母さんの、一人の女性として、清の妻また同労者として、そして一人のキリスト者としての、死を見つめた記録なのだから、ここで私は自分をかざる気もないし、本当の自分を刻んでおきたいと切に願っている。それに蛇足だけれど、こういう状況で人はどんなことを経験するものなのか、私の自分を見つめる心理学的興味もなくはない。とにかくここには、その時々のありのままを書く。出来る限り正直に。(58)

ここには原崎百子の日記を書く姿勢が明確化されている。彼女の日記は「死を見つめた記録」だという。がんという病を負って間近に迫っている死の経験を記録したものである。日記執筆の姿勢は、「その時々のありのままを書く」「出来る限り正直に」と述べている。また「一人のキリスト者としての……記録」と書いて、自分の立場を明確にした。それは神の前に自分の生き様を偽りなく書くことを宣言したものである。彼女は正直なキリスト者としての証しを残したいと考えた。その証しには偽りがあってはならない。ここに、この日記の記録としての価値がある。著者の私欲や自尊心が働いて、意図的に美化や削除はないか。この疑問に先の引用文は答えたものである。原崎はあえて私欲、自尊心、見栄の入らない日記を遺すことを意図した。このような原崎の態度こそこの日記の記録としての価値である。彼女の言葉は、この闘病日記がこの論文でのスピリチュアル／宗教的ケア研究資料として信頼できるものであることを示している。

2　他者による加筆・訂正の有無

もう一つは、著者以外の人が後日、意図的に改変した形跡の有無の問題がある。この点については、夫原崎清の証言がある。「妻の日記は、一日のうちでもその時どき、気が向いた時に書きとめていったもので、したがって余りに一行あきの箇所が多すぎる感もあり、読みづらいとは思いましたが敢えてそのままにいたしました」[59]とある。著者の書き残したままの形で出版されたようである。また、夫原崎清によると、この日記が出版された最初の目的は、妻百子をよく知る人に「お礼のしるしとして自費出版された」ものであったという。[60] 百子をよく知る人たちには、百子をことさら美化する必要はなかった。美化することは妻への裏切りになることでもあった。夫原崎清は日記を公刊することは、百子の本意ではなかったのではないかと気遣って、次のように述べている。「最後に、――／百子、君の日記を無断で公にして、ごめんなさい！」。[61] このような謝罪の言葉は妻百子の正直で誠実な生き方を尊重する夫清の編集態度である。夫清がこのような百子の生き方を尊重している限り、この日記に夫清の改変、加筆は無かったと判断できる。このような意図で出版されたものであるから、この原崎百子のこの闘病記がこの論文の資料として適切な資料であり、研究対象とする価値があると判断した。

(3)『我が涙よ、我が歌となれ』から見えるもの

1 自己像(弱い者としての自己理解→強くされる希望)

録音テープからの「Ⅲ遺すことば　2子供たちへ」の中に原崎の気持ちが述べられている。

お母さんは、強い人間ではありません。弱い人間です。でもその弱い人間が強くされている。こんな嬉しいことって、あるでしょうか？　だからお母さんは、明るい明るい気持なんです。そしてそういう大きな神様の愛の計画の中で、お母さんは生まれてきたし、育ってきたし、そして桑名へきたし、ここで働いたし、お父さんと二人で力を合わせて生きてこれたし、……だったら、

これから先、お母さんに起こってくることも、神様の大きな計画の中の、愛の計画の中の一つひとつでしょ。お母さんは、聖書の中に約束されている、イエス様が成し遂げて下さった罪の贖い、赦し、そして死からの甦えり、永遠のいのち。お母さんは、それを信じます。そういう信仰。神様からいただいている愛と、そしてそれを信ずる信仰と、そしてそれがあるからこそ与えられる希望とを、お母さんは今、持っています。ほかの人と比べてもっと強く持っているとか、そういうことじゃない。お母さんはお母さんの一生の中で、今いちばん強く、激しく、そのことを思っています。[62]（一九七八年七月三日）

ここにはキリスト者原崎百子が最もよく表現されている。「お母さんは、強い人間ではありません。弱い人間です。でもその弱い人間が強くされている。こんな嬉しいことって、あるでしょうか？　だからお母さんは、明るい明るい気持なんです」と述べている。原崎の自分自身は弱いという告白である。ここにはどのように弱いかは記されていない。他の箇所では夫清と年中喧嘩をしたり「ブツブツ言う」ことが記されている。[63] 日常の家庭生活での肉体的、精神的限界を持つ人間としての弱さを言っているように見える。その上で原崎は「弱い人間が強くされる」喜びを記している。その弱い人間が強くされる道があるという希望が原崎の強さである。ここには現実の弱さと信仰からくる強さの「いのちの再生」ということが語られている。その再生の原点は「イエス様が成し遂げて下さった罪の贖い、赦し、そして死からの甦えり、永遠のいのち」とある。原崎はがん告知を受けてから死が近いことを感じて不安や恐れを持ちながらも、キリストの十字架の贖いと赦し、死からの甦《よみがえ》り、永遠のいのちに自分の人生の土台を置いている。

原崎はイエスの業に信頼を置いていたので、自分の身に起きる出来事によって動揺することはなかった。この原崎の人生の土台は神が私たちのためにした行為に置かれているもので、それを信仰で受け止めた。この信仰によって彼女の過去、現在、未来が神の大きな計画、愛の計画の中で理解された。原崎百子の弱さが強さに変えられるという信仰で受け止められて、彼女に希望を与えたものである。

2　他者関係

夫清への感謝は次のように述べられている。

今日という日を、つまり「一九七八年六月二十八日」という日を、ここに明記しておきたい。今日は私の長くはない生涯にとって画期的な日となった。私の生涯は今日から始まるのだし、これからが本番なのだ。私は今本当に正直にそう思っている。

今日をそのような日にしてくれた清に、その勇気と決断と愛とに、どんなに感謝していることか！　それは清の愛であると共に、私への信頼と誠実とであって、私は清に一人のキリストを信ずる女性としてこのようにも信頼されたことを誇らしくさえ思っている。しかしそれは単に私への信頼といったものでないことはもちろんであって、私たちが共に望みを置いているキリスト・

イエスへのゆるがぬ信頼に基づいている。[64]（一九七八年六月二十八日）

夫清の思いやりと信頼に対して、百子の感謝の気持ちを表明している。

夫清は医師から妻の病気は現代医学では治療が絶望的だと知らされた。それから約四カ月の間、妻の両親と少数の友人だけにその事実を伝えて、それ以外には知らせなかった。[65]幼い子どもたちに知られることを恐れたからである。夫清は妻百子に正直に病名を伝えるべき時を待っていた。夫清は四カ月の間は一人で苦しまなくてはならなかった。後で事実を知らされた百子には夫清の苦しみが痛いほどわかった。子どもたちが登校した後、夫婦二人だけになった時、彼女に肺がんであることを告げた。清の配慮は単なる人間の愛だけでできたものではなく、キリスト・イエスへの信仰を共有している者の信頼と誠実があったからである。キリストを信じる者同志の信頼関係が互いの思いやりの基礎になっている。

二人がキリストに人生の土台を置いていたので、いかなる苦難が襲って来ても、決して揺るがない平安があった。キリストによって二人が結ばれ、キリストのために歩んできたという使命観の共有が見える。このような使命観の共有を生み出しているのは、原崎夫婦のキリスト・イエスへの信仰である。つまり、百子と清の二人は人間同志の水平の人間関係だけではない関係、つまり二人が同じ神を見上げて、そこに出来ている垂直関係がある。「私たちが共に望みを置いているキリスト・イエスへのゆるがぬ信頼に基づいている」という言葉は、彼女の人生の根本的土台がキリスト教信仰に置かれていたことを証ししている。このようなイエス・キリストへの信仰を共有する夫婦が持つ互いの信頼と尊敬が、彼女の人生が危機に直面したときでさえ、動揺しない強さを与えた源泉になっている。

3 人生の不条理への思い

がん患者のスピリチュアル／宗教的ペインの一つは、人生の不条理から来るペインである。正解はないとわかっているのに、「なぜ、自分がこんな苦しい病にならなくはならないのか」と悩む。苦しみの理由がわからないと患者は嘆く。このような問いの解答は、人に尋ねて見いだせるものではない。人から教えられて納得できるものではない。まして、合理的説明ができる問題ではない。

原崎はがんという病を抱えて、自分の人生はぶち壊されたと、そのつらい感情を語っている。次の文章は子どもたちへの遺言の中にある。

ほんとうに自分の計画がぶちこわされて、思いがけない時に、お母さんの生涯は思ったよりも短く終わってしまう。お母さんは、この病気と一生懸命戦うし、そして出来るだけ長くあなたたちといっしょにいるように努力をします。最後まで、一生懸命治る努力をします。けども最後に、最後にお母さんの生涯を「ここまで！」と閉じて下さるのは、神様でしょう。お母さんが自分で樹てた計画じゃなくて、それをもうぶちこわされてしまって、そしてもうほんとうにびっくり仰天した時にね、ああ、わたしは、わたしの計画の中で生きていたんじゃなくて、神様の計画の中で、神様の愛の計画の中で生きていたんだなあということが、分かるわけよね。身にしみて分かるわけよね。[66]

この日記には大きな二つのテーマがある。

第一は失望や怒りの感情である。この日記の中の「ほんとうに自分の計画がぶちこわされて、思いがけない時に、お母さんの生涯は思ったよりも短く終わってしまう」には、終末期がん患者が体験するつらい思いが表現されている。「自分の計画がぶちこわされて」「思ったよりも短く終わってしまう」「びっくり仰天した」という言葉は感情表現である。ここには自分の人生計画が予測通りにいかない事実と、計画が崩れたときの失望・挫折感・怒り・虚無感が表明されている。このような理屈のない悲劇的出来事はがん患者には不条理なこととして受け止められているものである。

第二番目は、原崎の肉体に起きた不条理な出来事は、「神様の計画」「神様の愛」の中に起きていると信仰で受け止めている点である。そのことは、次の言葉に表れている。「けども最後に、最後にお母さんの生涯を『ここまで！』と閉じて下さるのは、神様でしょう」と語っている。原崎の身に起きたことは不条理な出来事であったとしても、原崎の生涯は神の手の中にあるという信仰である。失望感・挫折感・怒り・願望・意志もすべてを神様の手に委ね切ってしまう信仰が見える。ここには原崎が経験した安心、平安がある。別の言い方をすれば、自分の願望、意志、将来を神のみ心に委ねることで得られる神の与える平安を得るのである。この平安がこの言葉の中に表現されている。

（4）原崎百子に見る宗教（キリスト教）の問題

以上のように、原崎百子の日記を材料にして彼女の自己像、他者関係、不条理な出来事との向かい合い方を見ると、神様への固い信頼が根底にあったことが明らかになる。人間の知識や能力を超える神との垂直関係が原崎のいのちの原点であり、生き方の基礎をつくっていた。ここには宗教が大きな力になっている。高見のケースを含めて、がん患者は、がんという病に苦しんで「なぜ、自分が苦しまなくてはならないのか」「神も仏もない」「どこに神がいるのか」と嘆く。このようながん患者の言葉には、自分に対して神はまったく無関心、無慈悲だとの怒りがある。神は自分の苦痛を和らげてくださらないと映っている。原崎の場合は、どうであっただろうか。原崎の次の祈りを見てみよう。ここには、原崎が耐えられないような苦痛や困難が襲ってくるとき神に助けを求めたことが記されている。自分の限界、信仰の限界があるので、神の手が支えてくださるようにと祈った。人間としての自分の限界を認めつつ、自分の限界や弱さのままで受け止めてくださる神に委ねている。

キリスト教は原崎の生きる支えとなっており、原崎の祈りが次のように書かれている。

《祈り》

主よ　私をつかんで離さないで下さい
もし私が主にすがるだけならば
私の手の力の萎《な》える日に
私はどうしたらよいでしょうか

主よ　私を見守りつづけて下さい
もし私が主を仰ぐだけならば
私の気力の尽き果てる日に
私はどうしたらよいでしょうか

主よ　この肉体からにじみ出る
私の祈りをお聞き下さい
もし私の口の言葉だけが祈りならば
やがて私の意識の混濁《うす》れる日に
私はどうしたらよいでしょうか

主よ　私のゆだねまつる私の一切を
み手にとって受け入れて下さい。[67]（七月三十日）

この祈りは、原崎の信仰が十字架のイエス・キリストに深くつながっていることを示すものである。イエス・キリストの生き方を原崎も生きたいと願っていた。

イエス・キリストは十字架にかかる前にゲッセマネの園で祈られたが、その祈りは「父よ、できることなら、この杯をわたしから過ぎ去らせてください。しかし、わたしの願いどおりではなく、御心のままに」（マタイによる福音書二六・三九）であった。この祈りには忘れてはならない二つの大きな構成要素がある。

第一要素は、イエス自身の苦悩回避の嘆願である。「父よ、できることなら、この杯をわたしから過ぎ去らせてください」。この杯とは、イエスが飲まなくてはならない十字架上での苦杯である。十字架上での肉体的苦痛、人々の嘲笑や神からさえ見捨てられる精神的苦痛である。[68] イエスが「できることなら」と祈られたが、ここに苦悩回避の強い願望が表現されている。無実なイエスが人類の罪を負うことはイエスには不条理である。納得できない不条理を引き受けることへの葛藤、苦悩、苦痛がこの言葉の中ににじんでいる。

第二要素は、「しかし、わたしの願いどおりではなく、御心のままに」と祈られた点である。ここではイエスが自分の願望を取り下げて不条理な十字架をわが身に引き受けて、神様のみ心の実現を願っている。神様のみ手に自分のいのちを任せる決断がある。決断に至るまでの葛藤や苦悩を福音書の記者はいろいろの表現で著している。[69] その後のイエスの姿には、自分に負わされた人生の苦難への恨みや不平は見えない。自分が負うべき十字架を負うことに徹して歩み始めている。「時が近づいた。人の子は罪人たちの手に引き渡される。立て、行こう。見よ、わたしを裏切る者が来た」(マタイによる福音書二六・四五―四六)。自分の生命は父なる神様のみ手の中にあり、み心に忠実に従うことこそ、自分の生き方であるとの確信である。父なる神のご計画に自分の人生を委ね切った安心が見える。

さて、原崎百子の祈りにもゲッセマネの園でのイエスの祈りにつながるものが見える。病を負った生命を生きることのつらさが表現されている。原崎が自分の限界をよく理解していたことが見てとれる。「私の手の力の萎える日に／私はどうしたらよいのでしょうか」「私の気力の尽き果てる日に／私はどうしたらよいでしょうか」「やがて私の意識の混濁れる日に／私はどうしたらよいでしょうか」と葛藤や苦悩が表現されている。しかし、原崎百子は、今、がんという病を負い肉体的には衰えていく事実をしっかりと認識して、父なる神への絶対的信頼を持つのである。すべてのことを父なる神に委ね切ってしまうのである。それが「私のゆだねまつる私の一切を」という祈りの中で表現している。

以上見てきたように、原崎の人生はキリスト教信仰の上に固く立っていたとわかる。そのキリスト教信仰から原崎は多くのものを得たのである。

原崎の自己理解には、弱い者が強くされるという希望がある。その根拠はイエス・キリストによる十字架の救いと復活の希望にある。他者関係、特に夫との関係では、神への献身を共有する同労者としての強いきずながある。この神の前の同労者意識は夫婦関係でのお互いへの労りや優しさの源泉になっている。また、不条理の問題に対しては、原崎は一切のことは神の手の中にあると信じて平安を得ていた。原崎の得たものをまとめると次のようになる。

① 弱い者が強くされる希望
② 神への献身が与える優しさと思いやり（固いきずなが夫婦の関係を特別なものにする）
③ 人生の一切の出来事は神の手の中にあるという平安
④ 自己中心、自己執着からの解放
⑤ 将来への希望、この世の先に新たな世界の確信

五 「宗教的ケア」と「スピリチュアルケア」の関係、それらの有効性と限界

この論文では高見順と原崎百子の二人の日記を取り上げて、がんと向き合ったときの自己理解、他者関係、不条理の問題への対応を宗教との関係から検討してきた。高見は宗教書をあさって読み、人

生への問いの解答を求めたが得られず亡くなってしまった。その理由は宗教自体に現代人が超えられない壁があることにあった。この分析から、宗教をもって行うケア、つまり「宗教的ケア」は高見や近代的人間には限界があることがわかる。現代人の価値観である自律の精神と宗教の信仰や帰依は相容れない。

信仰の問題はイエスの時代にも起きていた。十字架の死を遂げたイエスが復活して弟子たちの前に現れた。それを信じられなかった弟子の一人トマスに向かって「あなたの指をここに当てて、わたしの手を見なさい。また、あなたの手を伸ばし、わたしのわき腹に入れなさい。信じない者ではなく、信じる者になりなさい」(ヨハネによる福音書二〇・二七)とイエスは言われた。ここにはイエスの弟子でさえ復活のイエスを信じることができなかった事実がある。そして、信じることが宗教には必要だと記されている。また、使徒パウロの有名な言葉「このキリストのお陰で、今の恵みに信仰によって導き入れられ、神の栄光にあずかる希望を誇りにしています」(ローマの信徒への手紙五・二)には、パウロが得た恵み、希望、平和は「信仰によって」得たものだと記されている。信仰という内的行為が恵みにあずかる条件になっている。

しかし、原崎のケースから示されることは、キリスト教は死に直面した人の自己受容、他者関係、不条理の問題に対して大きな助けを与えることができることを示している。原崎にとっては、まずキリスト教の神との関係が第一にあり、そこから自己理解、他者関係、不条理の問題との関係が理解されている。イエス・キリストの人類の罪の贖いとしての十字架の死と復活の事実が明確に意識されて、原崎の人生の基盤になっている。イエス・キリストへの信仰が原崎の自己理解、他者関係、不条理の問題への鍵になり、慰めと希望の土台となっている。このような信仰に立つ「宗教的ケア」は、確かに大きな援助である。

「宗教的ケア」の持つ有効性は大きい。「宗教的ケア」と「スピリチュアルケア」の違いを罪責感の問題で考えてみよう。高見は、深い罪責感を持っていたが、この問題はどこで解決できただろうか。患者に寄り添うスピリチュアルケアでは自己理解が深まり、自責感が深まるけれども、そこからの解放感や自己肯定感は生まれないかもしれない。ここがスピリチュアルケアの限界である。スピリチュアルケアは超越者への洞察や気づきを強調するが、しかし、洞察する超越者のイメージ内容は自己の想像の範囲を超えられない。ところが宗教には超越者のイメージが明確にされていて、愛、慈悲、十字架の苦悩、復活の希望がある。宗教はこのような超越者の内実を示す遺産を持っている。この遺産こそ、宗教が持つ強さであり、かつ、「宗教的ケア」で生かされるものである。

キリスト教では罪人がイエス・キリストの十字架の死によってわれわれ人間の罪が贖われたと教えている。人間の犯した罪をイエスが身代わりとなって自分の死をもって贖ったという教理である。この教えを信ずることでどんな深い罪責感や罪障感からも解放される。これがすべての人を赦すキリストの恩寵の思想であり、高見が求めていたものであったと言える。このような深い罪責感で苦しむ人には、キリスト教は救いになるし、キリスト教的スピリチュアルケアは大きな救いになる。ここには宗教的ケアの有効性がある。

六　まとめ

この論文では高見順と原崎百子の闘病日記を資料にして自己理解、他者関係、不条理の問題に焦点を当てて宗教との関係を検討してきた。高見順のケースでは宗教的ケアの困難性とスピリチュアルケアの可能性が見えた。また、原崎百子のケースでは宗教的ケアの有効性が見えた。ここでは全体をまとめてみたい。

(1)「宗教的ケア」の限界

①　宗教は信仰や帰依を求める

高見のケースで明らかになったのは、宗教は「信仰と帰依」を求めるので、宗教に帰依できない人には、宗教は救いにならないことである。現代人は自律を尊ぶ価値観（近代的価値感）を持っているので、帰依を求める宗教への入信は困難が伴う。そして高見は自分を神仏に任せる帰依には至らなかった。

② 入信と生育史

高見のケースは、高見の生育史が宗教への入信に大きな影響を与えることを示唆している。高見は、父母から充分な愛情を受けずに育った。特に父親からは捨てられたと高見は思っていた。父親との不信関係が高見の信じる能力を育てる妨害をしていたと考えられる。人を信じる能力と神仏に帰依する能力が欠けていて、高見は宗教に入ることができなかった。

③ 宗教理解と入信

宗教への入信には、宗教的環境が大きな影響を与えている。既存の宗教はその宗教が生きた歴史の中でまとわされたイメージを負っている。人生観の形成される青年期に高見はマルクス主義に強い影響を受けて、「宗教はアヘンである」と教えられた。また、近代的人間観による宗教理解があった。このような宗教理解は人々に先入観を与えて宗教への入信を困難にする。

(2) 「宗教的ケア」の有効性

原崎のケースを見ると、原崎のキリスト教信仰が危機の中でも原崎を支える基盤になっていることがわかる。それは「かなたからくる赦し」である。特に原崎の神理解は明確である。神は漠然とした存在ではない。人類の罪からの救いのために神の独り子イエスが十字架上で人間の罪の贖いの死を遂げ罪人に赦しを与え、死からの復活をなして希望を与えている。原崎の弱さや過誤も赦されたという自己理解、他者関係は彼女の慰めと希望になっている。

また、原崎の夫婦関係を見ると、そこには人間の夫婦愛以上のものが存在する。互いに神を信じる者同志であるという強い意識が見える。神を中心に仰いだ共通の人生目的を共有している力強さがある。夫婦関係の前に神への献身があり、神への信仰（忠誠心）と使命感がある。この神への献身が互いを強いきずなで結びつけて、互いに尊敬し合う基盤になっている。原崎の自己理解、他者関係、不条理の問題の解決に大きな力となっている。

(3)「スピリチュアルケア」の有効性

スピリチュアルケアは患者の主体性や価値観への配慮と尊敬がある。宗教の枠を超えるスピリチュアルケアは、宗教に無関心な人にも、宗教につまずいた人にも、また、宗教に反発している人にも、だれにでも寄り添いつつケアに当たる点ですべての人に適応可能である。スピリチュアルケアは患者自身のいのちを守り、支え、完成に至るようにする援助である。宗教的、心情的、哲学的要素をもって、多角的に患者の魂のケアに当たるものである。

(4)「スピリチュアルケア」の限界

高見のスピリチュアルペインの一つに深い罪責感があり、それが自己否定につながっている。このような強い罪責感の解決には、スピリチュアルケアの力は限定的である。スピリチュアルケアが患者のスピリチュアルペインに寄り添うことを主なる働きとする限り、罪責感からの解放は限定的にならざるをえない。患者の痛みに寄り添うことで自己洞察が深まったとしても、高見のケースからわかるように、かえって苦痛が増すばかりである。スピリチュアルケアの方法はあくまで患者の主体性、自律性を尊重しているために、自らの力で救いの道に気づくしかない。この気づきは簡単なことではない。そこにスピリチュアルケアの限界がある。

以上見たように、スピリチュアル／宗教的ケアと表示されるケアは、重なりつつも異なるものであり、かつそれぞれに有効性と限界を持つケアであることが明らかになった。そして「ケア」という人間の全存在にかかわるケアには、人間の哲学的問い、心理的動揺に対応することが大切であると教えられる。同時に人間存在を超える神仏や神秘的存在との関わりを通じて与えられる「向こうから来る」支えが、危機にある人のいのちを支えることが明らかになった。宗教は「向こうから来る救い」を宗教的遺産として持っている点で、スピリチュアルケアに寄与するものが多くあることも明らかになった。互いの有効性と限界を認めつつ、それぞれの立場で有効性を生かすことが賢明である。

注

（1） Thomson, J.E., "The Place of Spiritual Well-being in Hospice Patients' Overall Quality of Life", *The Hospice Journal*, Vol. 15(2), 2000, pp. 13-27.

（2） スピリチュアル／宗教的ケアの表示で「／」が何を意味するかも問題である。Slash の意味は辞書によると「切りつける、むち打つ、削減する」である。記号として用いられると、「同意、または、あるいは」などの意味で使われる。スピリチュアル／宗教的ケアという表示は両者が同一のものを指す場合、あるいは別個のものを指す場合も可能である。

（3） Brun, W.L., "A Proposed Diagnostic Schema for Religious / Spiritual Concerns", *The Journal of Pastoral Care and Counseling*, Vol. 49, No. 4, pp. 29-37.

（4） Koenig, Harold G., *Medicine, Religion, and Health : Where Science and Spirituality Meet*, Templeton Foundation Press, 2008.（ハロルド・G・コーニック著、杉岡良彦訳『スピリチュアリティは健康をもたらすか――科学的研究にもとづく医療と宗教の関係』医学書院、二〇〇九年）

（5） WHO Technical Report Series No. 804, Cancer pain relief and palliative care, 1990. 世界保健機関（編）『世界保健機関専門委員会報告書第８０４号』、武田文和訳『がんの痛みからの解放とパリアティブ・ケア――がん患者の生命へのよき支援のために』金原出版、一九九三年、五頁。

（6） 例えば、Doyle, D., Hanks, G., Cherny, N. and Calman, K., ed., *Oxford Textbook of Palliative Medicine*, Third Edition では、religious と spiritual を異なるものと理解している。Pastorally or spiritually とか、religion or spirituality とも表記している。

（7） 谷山洋三「スピリチュアルケアと宗教的ケアの相違」『ケア従事者のための死生学』ヌーヴェルヒロカワ、二〇一〇年、三五〇―三六二頁が参考になる。谷山は、「スピリチュアルケア」と「宗教的ケア」を分割して論じている。「スピリチュアルケア」と「宗教的ケア」の共通点は魂へのケアである。相違点はケアの方法論である。「スピリチュアルケア」は患者に寄り添ってケアをする「患者中心」のケアである。一方「宗教的ケア」は、患者を特定の宗教の中に招き入れるケアである。宗教の中に入ると、特定の宗教が持つ教理、礼典、歴史を用いながら患者の苦悩の緩和をしようとする。その意味で「宗教中心」のケアと言える。

（8） Bartel, M., "What is Spiritual? What is Spritual Suffering", *The Journal of Pastoral Care and Counseling*, Vol. 58, no.3, 2004, pp. 187-201.

（9） 大下大圓『癒し癒されるスピリチュアルケア——医療・福祉・教育に活かす仏教の心』医学書院、二〇〇五年。

（10） 藤腹明子『仏教と看護——ウパスターナ　傍らに立つ』三輪書店、二〇〇〇年。

（11） Elkins, D.N., Hedstrom, L.J., Hughes, L.L., Leaf, J.A. and Saunders, C., "Toward a Humanistic Phenomenological Spirituality", *Journal of Humanistic psychology*, Vol. 28, No.4, 1988, pp. 5-18 ; Farran, C.J., Fitchett, G., Quiring-Emblen, J. and Burck, J.R., "Development of a Model for Spiritual Assessment and Intervention", *Journal of Religion and Health*, Vol. 28, No. 3, 1989, pp. 185-194 ; Fitchett, G., "Linda Krauss and the Lap of God : A Spiritual Assessment Case Study", *Second Opinion*, Vol. 20, no.4, 1995, pp. 41-49.

（12） 危機（crisis）とは、英語の本来の意味は「分ける」「分割する」の意味。危機には、経済危機、家庭の危機、会社の危機などある。さらに、現代人が直面している危機は、人格が分割されるような人格機能の崩壊がある。原因は人格を形成、維持していた家庭、社会の構造変化によって、それらが果たしていた人格形成、生成、養育、成長への機能を失ったためと考えられる。人格の未熟化、自己中心化、集団への不適応化、精神的疾患の発症などが生じている。

（13） 窪寺俊之『スピリチュアルケア学序説』三輪書店、二〇〇四年、一五頁。

(14) 同上書、七五頁。

(15) 筆者は一九八二年九月から一九八三年八月までの一年間、米国のヴァージニア州リッチモンド市のリッチモンド記念病院でチャプレンとして働いた。一九八五年四月から一九八九年七月まで大阪府東淀川区の宗教法人南プレスビタリアン淀川キリスト教病院でチャプレンとして患者や家族のスピリチュアル／宗教的ケアに携わった。また、キリスト教会の牧師として一九七五年四月から一九八五年三月まで福岡県北九州市の独立折尾キリスト教伝道所で牧師、一九八九年八月から一九九三年八月まで米国のフリーメソジスト教団（Pacific Coast Japanese Annual Conference of The Free Methodist Church）の**East Bay Free Methodist Church**の牧師をし、病人のケアと遺族ケア等に携わった。これらの経験から教会員や家族が病や死、死別のもたらす五つのスピリチュアルペインを持つことを経験した。これらの経験はスピリチュアル／宗教的ケアとは何かを考える機会を与えてくれた。

(16) 人間関係がスピリチュアルな問題を持っていることについて、マンシーは次のように述べている。「その人が自分をどう理解し、他者をどう理解しているかは、その人の神との関係を明らかに示している」と述べている。参考、Rev. Muncy, Jerry F., "Muncy Comprehensive Spiritual Assessment", *The American Journal of Hospice and Palliative Care*, Sep / Oct., 1996, 13(5), pp. 44-45.

(17) 窪寺俊之『スピリチュアルケア入門』三輪書店、二〇〇〇年、一三頁。

(18) 高見は井上良雄と親交が深かった。高見は井上良雄について次のように述べている。「今度井上良雄の文章を二十五年ぶりによみなおしてみて、私がいかに決定的な影響をうけたか、が改めて納得された。……私の同級生には、禅に赴いた中川宋淵とキリスト教に赴いた井上良雄とがいて、二人の生き方はたえず私の心に（うまく言えぬが）ひっかかっていた」（『高見順　闘病日記（下）』（岩波書店）、一六九頁、昭和四十年三月四日の日記）。「昨日、井上君は、死については若いときから考えさせられていたと言った。マルクス主義はその点では何の解決も与えてくれぬ。胸の空洞を満たしてくれぬと言った。…

…私と同様、子供を失って、強いショックをうけて、いよいよ宗教を考えるようになったと言う。私も由紀子を失って強いショックをうけたが……うけたというだけだった。……井上君は『復活』を信じていて、『そこが一番大切なところです。コリント前書をお読みなさい』と私に言った」（同上書、一八六―一八七頁、昭和四十年三月十二日の日記）。

(19) 高見は中川について次のように書いている。「宋淵さんは一高の同級。法科に行ったはずだが、たしか中途で頭を丸めて坊主になった。学生の多くは左翼に走った当時、彼ひとり禅の道にはいった。えらい奴である。名利をすて、すべてを捨てて仏道にはいった。仏道などというものは、人から軽蔑されていた時代である。現代の坊主への軽蔑から仏道そのものを軽蔑していた。そのとき、彼はひとり、仏道にはいった」（『高見順　闘病日記（上）』三二一―三二三頁。昭和三十九年十二月二十五日）。

(20) 中村真一郎編『高見順　闘病日記（上・下）』岩波書店、一九九〇年。この論文での引用は以下『日記上』・『日記下』と表記する。

(21) 勁草書房から『高見順日記』正八巻（一九六四―六六）、続全八巻（一九七五―七七）が出版されている。

(22) 『日記上』二七七頁。

(23) 『日記下』二一〇頁。

(24) 同上書、三三三頁。

(25) 道元『正法眼蔵随聞記』『正法眼蔵行持』、親鸞『歎異抄』、沢庵禅師『不動智神妙録』、山田無文『白隠禅師坐禅和讃講話』、滝沢克己『仏教とキリスト教』「こころの問題と政治的イデオロギー」、源了円『武士の自殺』?、沢木興道『永平広録抄話』『正法眼蔵講話』、鈴木大拙『禅問答と悟り』『無心といふこと』『日本的霊性』、倉田百三『法然と親鸞の信仰』、内村鑑三『余は如何にして基督信徒となりし乎』『求安録』、西有穆山《ぼくざん》『正法眼蔵啓迪』『法然上人行状画図』、暁烏敏《あけがらすはや》『無量寿経』仏説観無量寿経講話?、源信『往生要集』、キェルケゴール『神への思い』、パスカル『パンセ』、シュザンヌ『シュザンヌの手紙』、リュティ『我は初めなり終りなり』など。これは一部である。

(26) 『日記下』三五六頁。

(27) 『日記上』三三三頁。

(28) 同上書、二八一―二八二頁。その他にも「父を知らずに育った私は」と記している。同書、二四六頁。

(29) 『日記下』二八九頁。ここには高見の置かれた境遇への不満と同時に、母への憐れみの情があるように見える。細々と生活を支える母の苦労への同情がある。

(30) 高見の中には歪んだ父親像があったことは、次の文章から伺うことができる。昭和四十年三月八日の日記。「私は父に対して、愛情と敵意のいりまじった、ヘンにねじくれた気持だった。……どうせ頼んだって何もしてくれるはずはないと思って(母が『頼め、頼め』と私に言うので、母の顔を立てるような気持で)頼んだのだ。すると、父は不思議なことに(と私は思った)上田万年博士あての手紙を書いて、私にくれた。そんなことをしてくれるわけはないと思っていた私は、むしろあわてた」『日記下』一七七頁。大学卒業時の就職探しの際、高見の父は上田万年博士に依頼状を書いてくれた。父親の態度が高見の想像と違っていたことを示した文章である。高見の父親への誤解はひがみから来たものかもしれないと高見は反省した。

(31) 『日記上』二四六頁。

(32) 『日記下』一五七頁。

(33) 『日記上』二一八頁。

(34) 同上書、二八二頁。

(35) 『日記上』三二七―三二八頁。

(36) 『日記上』一四六頁。昭和三十九年十一月二十三日の日記にも、高見と妻の関係が記されている。「昨日の私は悪かったとあやまったが、妻は許さない。(もしガンがなおって五体満足になったら、別れよう！　とこの時は本気で離婚を考えていた。)」の（　）の中の文章は妻の文章である。これを見ると妻は本気で離婚を考えていたことがわかる（『日記上』二一三頁）。

(37) 『日記下』二一七頁。

(38) 高見は学生時代に石田愛子と同棲して孕ませた子どもを当時違法であった堕胎させたことがある。タレントでエッセイストの高見恭子は愛人小野寺房子に産ませた娘。恭子は『日記上・下』にしばしば出てくるが、そこには高見の罪責感がにじみ出ている。

(39) 『日記上』一四五頁。

(40) 『日記下』三四二頁。

(41) 『日記下』四〇頁。

(42) 同上書、三〇九頁。

(43) 日記の編集に当たった中村真一郎は、この日記が「不条理な死をいかに受けいれるかについての精神的苦闘の精細な分析となっている」と述べている（『日記下』三五四頁）。

(44) 『日記上』二四九―二五〇頁。

(45) 帰依について『岩波　仏教辞典　第二版』(二〇〇二年）は次のように説明している。「仏教漢訳語としての帰依は、すぐれたものに対して自己の身心を投げ出して信奉することをいう。仏（**buddha**）と法（**dharma**）と僧（**samgha**）の三宝に帰依することを三帰依といい、これは仏道に入る第一歩とされる」とある。

(46) 『日記下』一〇三―一〇四頁。

(47) 「宗教は阿片なり」という言葉を数回記している（『日記下』一〇五頁、一九六頁)。「宗教は阿片である」は、カール・マルクスの論文『ヘーゲル法哲学批判序論』の言葉で、同論文には「宗教は追いつめられた者の溜め息である」「人民の幻想的幸福としての宗教」などという宗教批判がある。マルクス自身はユダヤ教の家庭に生まれ、プロテスタントに改宗したが、無神論者であった。

(48) 『日記上』二五〇頁。滝沢克己「現代における禅と西洋思想」『仏教とキリスト教』法蔵館、一九六四年、一四五―一四六頁。

(49) 同上。

(50) 同上書、二五〇―二五一頁。

(51) 『日記上』一九五―一九六頁。

(52) 同上書、二七九―二八〇頁。

(53) 井上は高見の魂の糧にと書物を贈呈していた。その中に『シュザンヌの手紙』、リュティ『我は初めなり終りなり』、バルト-トゥルナイゼン『われ山に向いて眼をあぐ』、八木重吉『貧しき信徒』などあった(『日記下』一八二頁)。

(54) 『日記下』一八三頁。

(55) 同上書、一八二頁。

(56) 同上書、九頁。

(57) 原崎百子『我が涙よ、我が歌となれ』新教出版社、一九七九年。

(58) 同上書、一七頁。

(59) 同上書、二五〇頁。

(60) 同上。

(61) 同上。

(62) 同上書、一八三―一八四頁。

(63) 「大体、お父さんとお母さんは年がら年じゅう喧嘩してましたね。時々そんな時、二郎に『お母さん、もうやめとけ』って言われるくらい、お母さんひとりでブツブツ、ブツブツお父さんに対する文句を言いました」（同上書、一八二頁）。

(64) 同上書、一四頁。

(65) 同上書、八頁。「妻の両親とごくごく少数の友人たちとを除いては、すべての人々にこれを隠し通し、したがって私の家族すら死後初めてそれと知ったようなわけである」。

(66) 同上書、一九三―一九四頁。

(67) 同上書、一〇二―一〇三頁。

(68) 「『エリ、エリ、レマ、サバクタニ。』これは『わが神、わが神、なぜわたしをお見捨てになったのですか』という意味である」（マタイによる福音書二七・四六）。『エロイ、エロイ、レマ、サバクタニ。』これは、『わが神、わが神、なぜわたしをお見捨てになったのですか』という意味である」（マルコによる福音書一五・三四）。

(69) マタイによる福音書は、「悲しみもだえ始められた」「わたしは死ぬばかりに悲しい」（二六・三七―三八）、マルコによる福音書は「イエスはひどく恐れてもだえ始め」「わたしは死ぬばかりに悲しい」（一四・三三―三四）、ルカによる福音書は「イエスは苦しみもだえ、いよいよ切に祈られた。汗が血の滴るように地面に落ちた」（二二・二四）とイエスの苦悩の様子が語られている。

あとがき

本書は、聖学院大学総合研究所のスピリチュアルケア研究室の研究活動の成果を公開するために刊行される「スピリチュアルケアを学ぶ」シリーズの第二冊である。

二〇一〇年度は、以下の研究会が開催された。

第一回　六月十一日、「医療が癒せない病――生老病死の日本的なスピリチュアル・ケア」、講師・京都大学こころの未来研究センター教授、カール・ベッカー。参加者・一〇五名。会場・新都心ビジネス交流プラザ四階会議室C。講演に基づき、加筆修正し、本書、一三―七〇頁に収録。参加者のアンケート集計・自由意見が、「聖学院大学総合研究所 Newsletter」20-2、四〇―四三頁に報告されている。仏教行事など、忘れていた日本的なスピリチュアルケアに大きな意味があることをあらためて気づかされたという感想が多くあった。

第二回　十月十四日、「ヨーロッパ思想と霊性」、講師・聖学院大学大学院客員教授、金子晴勇。参加者・二十一名。会場・聖学院大学一号館セミナールーム。この講演は、「聖学院大学総合研究所紀要」五〇号、一〇七―一三三頁に論文として収録。「日本のヨーロッパ思想の受容は、ヨーロッパ思想の生命の根源である霊性を除いた」ものであったとの批判からはじまり、「ヨーロッパ人間学の中心にある霊性」「霊性を見失っている現代の課題」について論じている。

第三回　十一月十九日、「一臨床医のナラティブ」、講師・安房地域医療センター・メディカルディレクター、西野洋。参加者・八三名。会場・新都心ビジネス交流プラザ四階会議室B。講演に基づき、加筆修正し、本書、七一―一一三頁に収録。参加者のアンケート集計・自由意見が、「聖学院大学総合研究所 Newsletter」20-4、二四―二七頁に報告されている。「自分のスピリチュアルペインに向き合う」という姿勢に共感を覚えたという感想が多い。

本書、第一部には、その他、窪寺俊之教授が、聖学院小学校、女子聖学院中学校高等学校、聖学院中学校高等学校の三校PTA合同講演会で講演された「生きる意味を求めて―ホスピスの経験から考える」の原稿に加筆していただき、収録した。

第一部には、幅広い参加者を対象にした講演に基づいた原稿を載せた。スピリチュアルケアとは何かをより身近に、具体的に考えていただけるのではないかと思う。

第二部には、窪寺俊之教授の論考「『スピリチュアル／宗教的』ケアの役割と課題――高見順と原崎百子の闘病日記の比較研究」を載せた。スピリチュアルということばは多義的で広い概念をも包含しており、研究の蓄積の中から、定義を明確にしていくという課題がある。本シリーズの三冊目以降も、このようなスピリチュアルケアに関する論考と研究の成果の公開である講演会シンポジウムの記録を載せるという二部構成で編集していくことにしている。

最後になったが、今回も原稿整理から校正にいたるまで担当してくださった聖学院大学出版会の花岡和加子さんに感謝を申し上げたい。

二〇一一年十一月十八日

聖学院大学総合研究所

山本　俊明

著者紹介（掲載順）

カール・ベッカー

京都大学こころの未来研究センター教授。

一九五一年　アメリカ・イリノイ州生まれ。一九七一年　同州プリンシピア大学哲学科卒業。京都大学他で東洋宗教を研究し、ハワイ大学で博士号を取得。南イリノイ大学、ハワイ大学、筑波大学を経て、九二年から京都大学助教授、九八年より同教授。

諸文化の宗教（死生観・倫理観）を理解し、治癒方法、倫理道徳、価値体系等の研究を通じて、日本独自の新しい対応方法の可能性を探求。最近は、医療倫理学、バイオエシックス（環境倫理学を含む生命倫理学）の問題を中心に研究。西洋医学の終末期治療等に対し、東洋思想の立場から「離脱体験」研究を行い、全米宗教心理学からアシュビー賞を、一九八六年に国際教育研究会（SIETAR）から異文化理解賞を、一九九二年にボンベイ国際大学から名誉博士号を授与された。「日本的」な医療倫理と教育実践を目指し、生きがい感と自殺防止の関わり、患者中心のインフォームド・コンセント、ホスピス、ターミナル・ケア等の研究に取り組む。

【著書】『死の体験――臨死現象の探求』(法藏館)、『「死」が教えてくれること』(共著、角川書店)、『潔く死ぬために――「臨死学」入門』(共著、春秋社)、『生と死のケアを考える』(編著、法藏館)、『愛する者の死とどう向き合うか――悲嘆の癒し』(編著、晃洋書房)、『いのち・教育・スピチュアリティ』(共編、大正大学出版会)など多数。

西野 洋(にしの ひろし)

安房地域医療センター・メディカルディレクター。

一九五四年生まれ。徳島大学医学部卒業。一九八六年に米国メイヨークリニックにリサーチフェローとして留学、レジデント、クリニカルフェローを経て神経内科助教授となる。九六年に帰国、亀田メディカルセンター神経内科医長となり、神経内科部長を経て、卒後研修センター長や総合診療教育部長などを歴任した。二〇一〇年四月から、安房地域医療センターへメディカルディレクターとして赴任。スピリチュアルケアを取り入れた全人的医療の実践と教育に関心がある。

【訳書】『ハンドブック 英語医療コミュニケーション』(共訳、廣池学園事業部、麗沢大学出版会)、『実践スピリチュアルケア――病む人の心に寄り添うために』(春秋社)。

窪寺　俊之（くぼてら　としゆき）

聖学院大学大学院教授（スピリチュアルケア学）。博士（人間科学、大阪大学）。

一九三九年生まれ。埼玉大学卒業（教育学部）、東京都立大学大学院（臨床心理学）に学ぶ。米国エモリー大学神学部卒（神学）、コロンビア神学大学大学院卒（牧会学）。米国、リッチモンド記念病院（ヴァージニア州）と淀川キリスト病院（大阪市）でチャプレン（病院付牧師）。イーストベイ・フリーメソジスト教会牧師（米国、サンフランシスコ市）。関西学院大学神学部教授を経て現職。日本臨床死生学会理事、スピリチュアルケア学会理事、日本神学会会員、日本福音主義神学会会員、実践神学の会会員、日本ホスピス・緩和ケア研究振興財団評議員。

【著書・訳書】『スピリチュアルケア入門』（三輪書店）、『スピリチュアルケア学序説』（三輪書店）、『スピリチュアルケア学概説』（三輪書店）、『スピリチュアルケアを語る　ホスピス、ビハーラの臨床から』（共著、関西学院大学出版会）、『スピリチュアルケアを語る〈続〉　医療・看護・介護・福祉への新しい視点』（共著、関西学院大学出版会）、『緩和医療学』（共著、三輪書店）、『死生論』（共著、メンタルケア協会）、『系統看護学講座　別巻10　ターミナルケア』（共著、医学書院）、『魂への配慮』（訳、日本基督教団出版局）、『神学とは何か』（訳、新教出版社）、『愛するものが死にゆくとき』（共訳、相川書房）、『看護の中の宗教的ケア』（共訳、すぐ書房）、『癒やしを求める魂の渇き』（共著、聖学院大学出版会）ほか。

〈スピリチュアルケアを学ぶ２〉

スピリチュアルペインに向《む》き合《あ》う

――こころの安寧《あんねい》を求《もと》めて――

2011年11月30日　初版第１刷発行

編著者　窪　寺　俊　之

発行者　大　木　英　夫

発行所　聖学院大学出版会
〒362-8585　埼玉県上尾市戸崎１－１

電話 048-725-9801

Fax. 048-725-0324

E-mail : press@seigakuin-univ.ac.jp
ISBN978-4-915832-94-9　C0311

聖学院大学出版会の本

（価格は税込み）

スピリチュアルケアを学ぶ　1

癒やしを求める魂の渇き　――スピリチュアリティとは何か

窪寺俊之　編著

終末期医療の中で、医学的に癒やすことのできないスピリチュアルペインが問題となっています。スピリチュアルという、精神世界、死後の世界への関心などを含む幅広い概念の中から、スピリチュアルの意味を探り、終末期におけるスピリチュアルケアの対象とする世界を描き出しています。人生を意味深く生きるためのスピリチュアルケアの入門シリーズ「スピリチュアルケアを学ぶ」の第一冊です。

A5判　一八九〇円

〈臨床死生学研究叢書1〉

死別の悲しみに寄り添う

平山正実　編著

子どもや愛する家族を失った悲しみ、事故や戦争で家族を亡くした悲嘆にどのようにかかわり、悲しみからの回復へ寄り添うケアが可能なのか。さまざまなケーススタディを通して、遺族に向き合う従事者に求められる「グリーフケア」の本質を論じています。著者は精神科医、末期医療にかかわる看護師など、援助活動に携わる方々です。

A5判　三五七〇円

ソーシャルワークを支える宗教の視点 ——その意義と課題

ラインホールド・ニーバー 著、髙橋義文・西川淑子 訳

キリスト教社会倫理を専門とするラインホールド・ニーバーは、アメリカの政治外交政策に大きな影響を与えました。本書が提示する本来の社会福祉の実現という主張のなかには、「社会の経済的再編成」「社会組織再編」「社会の政治的な再編成」というニーバーの壮大な社会構想が見られます。本書はニーバーの重要な著作の翻訳とニーバーの専門家と社会福祉の専門家による解説により構成されています。広く社会の問題とりわけ社会倫理の問題に関心のある方、また、社会福祉、ソーシャルワークに関心のある方、実際にその仕事に就いておられる方々だけでなく、将来この分野で働く準備をしている方々など、幅広い分野の方々に読んでいただきたい本です。

四六判　二一〇〇円

神を仰ぎ、人に仕う キリスト教概論 21世紀版

聖学院キリスト教センター 編

本書は大学においてはじめてキリスト教に触れ、それを学ぶ人に、『キリスト教とは何か』を的確に伝達しようとしています。キリスト教とは何かを知ることが、現代文明の中で大学教育を受けるにあたって必須であると確信し、その本質を伝授しようと意図しています。大学生がキリスト教の「福音」に出会うことの手助けとなることを目指して、聖書に基づいてまとめられたものです。現代においてキリスト教の福音を知りたいと願う人の入門書としておすすめします。

A5判　二一〇〇円